AF537160

Angelika Eck

Schlaf-zimmer-blick

Liebe, Sex und Partnerschaft – ehrliche Antworten auf heikle Fragen

HarperCollins

1. Auflage 2021
Originalausgabe

Gesetzt aus der Stempel Garamond, Futura PT
und Nocturne Serif
von Annalena Weber, Hamburg
Druck und Bindung von CPI books GmbH, Leck
Printed in Germany
ISBN 978-3-7499-0110-4
www.harpercollins.de

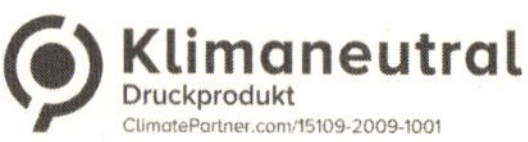

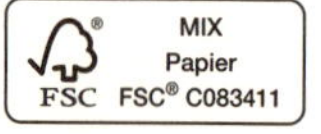

Was
Sex im
besten Fall ist:
ein Spiel, bei dem
wir kein fertiges
Drehbuch haben,
sondern mal
holprig,
mal
elegant
im Hier
und Jetzt
dafür sorgen
können,
dass es irgend-
wie interessant
weitergeht.

Inhalt

Vorspiel

Selten sagte ich so zweifelsfrei und prompt Ja wie zu der Anfrage, ob ich Lust hätte, in Dr. Sommers Fußstapfen zu treten und als Expertin die Fragen von Leserinnen und Lesern zum Thema Sexualität und Paarbeziehungen im ZEIT-ONLINE-Magazin zu beantworten. Die Aussicht darauf reizte mich so sehr und machte mich in einem Ausmaß froh, dass es mich selbst überraschte. Leise Gegenstimmen in mir gab es zwar. Ist nicht alles zu diesen Themen medial verwertet, ist nicht schon alles millionenfach von allen gesagt? Ist das überhaupt seriös, auf echte Probleme ohne Kontextwissen lockerflockige Antworten zu geben? Was machte für mich den unwiderstehlichen Reiz aus? Zuallererst die ästhetische Herausforderung. Eine Zuschrift bringt eine gigantische Lücke mit sich: So vieles bleibt ungesagt. Wie funktioniert es, die Antwort auf eine Frage oder Situationsschilderung kreativ so anzureichern, dass hilfreiche Anregungen in einer ansprechenden Textgestalt entstehen? Wie würde ich durch geschriebene Sprache allein aus der Distanz heraus den Fragenden und Lesenden nahekommen können?

Der von der Redaktion vorgeschlagene Titel *Schlafzimmerblick* bringt die Genialität des Formats auf den Punkt: Das Schlafzimmer ist sinnbildlicher Ort unserer privatesten Angelegenheiten. Über sie zu sprechen, ist intim. Als Frage-Antwort-Kolumne wird das Intime auf geschützte Weise öffentlich. Gleichsam durchs Schlüsselloch können andere mitlesen, mitleiden, mitlachen, mitprofitieren. Sogar ein bisschen prickelnder Voyeurismus für die Leserschaft und eine Prise Exhibitionismus für die Fragestellerinnen und -steller sind mit dabei.

Das Faszinierendste ist für mich als Paar- und Sexualtherapeutin, in meiner täglichen Praxis zu sehen, dass so viele Arten, Sexualität und Beziehung zu leben, koexistieren. Mir begegnen alte und junge Menschen, die sich mit zwanzig verlobt haben, und solche, für die feste Partnerschaften oder monogame Beziehungen keine Option sind. Menschen, die sich zum anderen, zum gleichen oder zu verschiedenen Geschlechtern hingezogen fühlen. Menschen, für die Sexualität vollkommen unwichtig ist, und Menschen, für die sie alles bedeutet. Menschen, die auf eine reiche sexuelle Geschichte zurückblicken, und solche, die noch nie im Leben ihre Genitalien berührt haben. Mir ist wichtig – in meiner Praxis wie in der Kolumne –, selbst keine Agenda zu verfolgen, sondern der Vielfalt neugierig zu begegnen. Sagen wir lieber, *fast* keine Agenda: Intime und sexuelle Bedürfnisse zur Sprache zu bringen und die Fragenden darin zu bestärken, sich selbst dabei anzunehmen, ist meine Leidenschaft.

Ja, es wurde schon von fast allen zu allem fast alles gesagt. Aber die Fragen bleiben und kehren wieder. Das ist so erstaunlich und zugleich nicht, sind wir als Gesellschaft doch ständig in Bewegung. Die Geschichte unserer Geschlechter- und Paarbeziehungen ist noch lange nicht zu Ende geschrieben. Kontexte und Einflussfaktoren auf unser Intimleben sind permanent in Veränderung begriffen, genau wie wir selbst im Lauf unseres Lebens ja auch. Große Trends der Zeit liegen sicher weiterhin in der postmodernen Herausforderung, die eigene Art frei zu wählen und zu leben. Sie hat vielleicht einen verschärfenden (globalisiert-marktökonomisch geprägten) Imperativ hinzubekommen: das eigene Leben – damit auch die eigene Sexualität – nicht nur zu leben, sondern zu optimieren. Das macht Druck. Und so ist neben der sich allmählich durchsetzenden Liebesfreiheit doch auch die Unfreiheit heimlich wieder im Rennen. Unter den Bettdecken und Outfits finden sich auch in den 2020er-Jahren neben Spaß und Erfüllung wie eh und je jede Menge Scham, Verzweiflung und Konflikte. Grund genug, aktuelle Fragen als ewige Fragen anzusehen, sie zu stellen oder sich ihnen immer wieder zu stellen.

Alle Texte sind anonymisiert, erlauben also keinerlei Rückschlüsse auf die Fragenden.

Als systemisch orientierte Therapeutin achte ich auf Kontexte, Wechselbeziehungen und auf die Ressourcen der Ratsuchenden. Ich gehe nicht davon aus, dass es irgendeine Art von Wahrheit oder *die eine* Lösung geben könnte. Stattdessen versuche ich, an die Wirklichkeit der Fragenden anzuschließen und von dort aus hilfreiche Veränderungen anzuregen. Besonders spannend ist für mich die Übersetzung von Bedürfnissen in körperliche und sexuelle Gesten und umgekehrt. Sex kann existenzielle Tiefe haben. Der ganze Mensch kommt darin höchst persönlich vor mit seinen grundlegenden Bedürfnissen. Wie drückt sich das aus, damit Sex jenseits von Performance zu einer stimmigen und damit lohnenswerten Veranstaltung wird? Die Kolumnen nutze ich außerdem zur Wissensvermittlung über Sex und um zu normalisieren, was die Ratsuchenden erleben.

Bei der Beantwortung der *Schlafzimmerblick*-Fragen kommt mir mein Vorgehen über die Zeit immer mehr so vor, als hörte ich aus einer Zuschrift den Anfang einer Melodie. Ich summe die Töne nach und höre hin, wie die Melodie weitergehen könnte. Das schreibe ich auf. Manche Melodien sind kurz und prägnant, andere entwickeln sich in Ornamenten oder öffnen sich zu Variationen ohne eigentlichen Schluss. Manche sind heiter, manche getragen. Manche schwer-, manche leichtgängig. Dieses Vorgehen und die Endprodukte sind für mich damit auch Metapher für die Prozesshaftigkeit der sexuellen wie der Beziehungskommunikation. Meine Refrains sind vermutlich Anstiftungen zu Spiel und Ernst, Fantasie, Erlaubnis, Mut, Humor.

Die Kolumnen sind wie einzelne Songs, die in loser zeitlicher Folge im Radio gespielt werden. Im Buch schließt sich die Reihe nun zum Album. Ich würde mich freuen, wenn Sie sich die Freiheit nähmen, dieses Buch nicht von A bis Z durchzulesen, sondern nach Lust und Laune immer wieder zur Hand zu nehmen, darin zu blättern und dort ein Stück zu lesen, wo es Sie gerade hinzieht. Derweil halte ich meine Ohren offen und lausche nach den nächsten Fragen.

ungssiche
r bewus
Sie i
ünden
n Sie sic

Wir haben keinen Sex mehr. Was können wir tun?

Es ist nicht trivial zu begehren, was sicher ist.

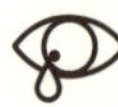

Marie S., 29 Jahre Mein Freund und ich sind seit fünf Jahren ein Paar und haben mittlerweile fast gar keinen Sex mehr. Wir wünschen es uns beide, aber es kommt nicht mehr dazu. Was können wir tun, um das zu überwinden?

Sie befinden sich in guter Gesellschaft: Bei sehr vielen Paaren nimmt die sexuelle Aktivität im Lauf der ersten Beziehungsjahre stark und dauerhaft ab. Für manche ist das überhaupt kein Problem, andere vermissen etwas und geraten darüber in Konflikt.

Was spielt in diese Entwicklung neben den hormonellen Veränderungen im Übergang von der Verliebtheitsphase zur festen Beziehung hinein? Der Partner soll unser Freund, Vertrauter, Gehilfe bei der Aufzucht des Nachwuchses, ökonomischer Kompagnon, romantischer Geliebter und erotischer

Liebhaber sein. Das sind viele Bedürfnisse auf einmal, und zwar möglichst noch auf lange Zeit.

Der Psychoanalytiker Stephen A. Mitchell wagte sinngemäß die folgende These: Wir hören nicht etwa auf, einander zu begehren oder romantisch zu lieben, weil wir uns langweilig vertraut sind oder gleichgültig werden. Sondern gerade, weil der Partner so enorm wichtig für uns wird. Es wird existenziell bedeutsam, dass diese Person dableibt. Damit wir nicht permanent der Tatsache ins Auge sehen müssen, dass der andere jederzeit gehen könnte und nicht derselbe bleibt, sondern sich verändert, rechnen wir ihn (und uns selbst) auf eine verlässliche Größe herunter.

Es ist nicht trivial zu begehren, was wir schon haben. Wie also können wir vor diesem Hintergrund die erotische Spannung gegenüber der Bindungssicherheit balancieren?

Erotisieren Sie einander bewusst: Ihr Partner ist so, wie Sie ihn sehen. Betrachten Sie ihn immer wieder als einen Menschen, den Sie nie ergründen werden und den Sie keineswegs sicher haben. Nähern Sie sich ihm sinnlich an mit einer Haltung der Neugier. Sie werden erstaunt sein. Wann finden Sie ihn am attraktivsten?

Kultivieren Sie Erotik: Trauern Sie nicht zu lange der früheren Spontaneität nach, sondern kommen Sie zur Sache. Prüfen Sie genau, welche Gelegenheiten besonders für erotische Begegnungen geeignet sind, und nutzen Sie sie. Kleine Anspielungen und Berührungen im Alltag können einen Spannungsbogen erzeugen. Und denken Sie zwischendurch mal an Sex! Fantasien sind wunderbare Vehikel für mehr.

Erlauben Sie sich Entwicklung, fragen Sie sich: Welcher Sex passt hier und heute zu mir? Trauen Sie sich zuzugeben, worauf Sie wirklich überhaupt keine Lust mehr haben.

Vielleicht merken Sie, dass der Sex, den Sie zuletzt hatten, nicht so war, dass Sie mehr davon wollten. Fragen Sie sich aber auch, was Sie gerne wiederbeleben würden, weil es richtig gut war oder ist. Und fragen Sie sich, was Sie vielleicht gerne anders oder neu erfahren möchten. Das kann eine aufregende neue Art von Sex sein, es kann aber auch sein, dass Sie gern intimer im Kontakt wären oder es ruhiger als früher angehen möchten.

Zeigen Sie einander, was Sie wollen, in Wort und Tat. Auch wenn dies einfacher gesagt als getan ist. Weil wir uns mit unserem Begehren ausgerechnet der Person gegenüber, die uns am wichtigsten ist und deren Zurückweisung uns am meisten treffen könnte, nackt aussetzen.

Muss ich meine Freundin oral befriedigen?

Augen zu und durch?
Man muss gar nichts im Bett.
Wie man ein Nein trotzdem überwindet.

Andreas W., 41 Jahre Meine Freundin wünscht sich von mir Oralverkehr, aber mir ist das irgendwie unangenehm. Muss ich mich überwinden? Wie kann auch ich Spaß dabei haben?

Hinter Ihrer ersten Frage könnten zwei weitere Fragen stehen, die Menschen in meiner Praxis scharenweise umtreiben: Darf ich Nein sagen? Und: Bin ich normal, wenn ich nicht will? Antwort: ja und ja. Sie müssen gar nichts. Sie könnten Ihrer Freundin sagen: »Ich mag das einfach nicht, dich aber sehr. Bist du sexuell und auch sonst glücklich genug mit mir, wenn wir das Eine nicht tun?« Damit würden Sie beide Farbe bekennen und prüfen, wie Sie eine erotische Differenz aushalten können – eine Situation, die auf längere Sicht mit einem Partner sowieso unvermeidlich ist.

Mit Ihrer Frage, wie auch Sie Spaß an oraler Betätigung haben könnten, bleiben Sie allerdings nicht beim Nein stehen, sondern signalisieren die Bereitschaft, sich über die Schwelle Ihrer Komfortzone zu wagen. Zunächst könnte es interessant sein zu verstehen, was genau Ihnen eigentlich unangenehm ist. War das immer so oder nur bei dieser Partnerin? Welche Gefühle und Gedanken entstehen, wenn Sie sich oral annähern? Fühlt es sich bedrohlich an, so nah an ihrem Genitale zu sein, stößt Sie etwas ab? Oder machen Sie sich eher Sorgen über Ihre oralen Fertigkeiten?

Kulturell sind wir nicht gerade auf Schmusekurs mit der Vulva getrimmt: Nicht nur für Jungs und Männer, sondern auch für Mädchen und Frauen ist das weibliche Geschlecht oft mit gemischten Gefühlen verbunden, löst Ekel aus und wird lieber nicht so ganz genau erkundet. Beide Geschlechter brauchen daher oft einen Aneignungsprozess, einen allmählichen Übergang von Abstoßung über wertfreie Akzeptanz bis hin zu hoffentlich lustvoller Besetzung.

Gönnen Sie sich in jedem Fall eine behutsame Annäherung. Machen Sie kurze orale Ausflüge in die erweiterte Genitalregion und schnuppern Sie, schauen Sie, tasten Sie, küssen Sie. Ab welchem Punkt wird es unangenehm? Wie riecht und schmeckt die Scheidenflüssigkeit? Falls Sie unsicher im Vorgehen sind, fragen Sie Ihre Freundin, ob Sie Ihnen beibringen kann, was sie mag. Vielleicht kommen Sie auch zu dem Schluss, dass es Ihnen nie Spaß machen wird, Sie ihr aber irgendwann entspannter geben können, was sie begehrt.

Ein Kollege, ein verschmitzter älterer Herr, mit dem ich in einem Restaurant zu Mittag aß, schilderte mir einen Fall, in dem ein Mann sich von den intimen Gerüchen seiner

Partnerin abgestoßen fühlte. Ich fragte ihn, wie er dem Mann geholfen habe, sich sinnlich der Sache anzunähern. Während ich gerade genüsslich einen Löffel Pasta mit Trüffeln in meinen Mund führte, lachte er auf und sagte: »Genau so!«

Warum fantasiere ich über Sex mit anderen Frauen?

**Man darf in Gedanken fast alles.
Darum sind abwegige Fantasien nichts Schlimmes.
Meistens jedenfalls.**

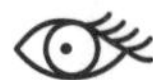

Marcus S., 36 Jahre Ich bin seit fünf Jahren mit meiner Freundin zusammen. Wir sind im Grunde glücklich, auch sexuell. Dennoch habe ich immer wieder die Fantasie, mit anderen Frauen zu schlafen. Ist das nicht komisch? Warum reicht mir meine Beziehung nicht?

Mit Ihren Fragen wagen Sie sich mit einem besonders privaten Thema heraus. Sexuelle Fantasien steigern die Erregung, oft sind sie aber mehr: wohlgehütete Schätze der Intimität mit uns selbst. Manchmal sind sie mit zwiespältigen Gefühlen belegt, denn was uns am stärksten erregt, passt nicht immer zu unseren Werten. Bei Ihnen kommt der Wert monogamer sexueller Erfüllung in Konflikt mit der erregenden Vorstellung, Sex mit anderen Frauen zu haben. »Ist das nicht komisch?«, fragen Sie. Komisch oder nicht, es ist jedenfalls häufig: In einer Studie mit dem Titel *Was genau ist eine ungewöhnliche sexuelle Fantasie?* gab die Mehrzahl der Befragten an, viele verschiedene Fantasien zu hegen, darunter auch eine ganze Reihe politisch inkorrekter Plots. Mehr als 60 Prozent der befragten Frauen und über 80 Prozent der Männer gaben an, dass sie Fantasien von Sex mit anderen Menschen als dem Partner haben.

Wieso kommen Sie angesichts Ihrer Fantasien so rasch zu dem Schluss, dass Ihnen Ihre Beziehung nicht reicht? Darin liegen für mich zwei Themen, die ich gerne hinterfragen möchte: erstens eine Gleichsetzung von Fantasie und Wunsch. Zweitens die Erwartung, dass das eigene erotische Spektrum mit der Paarsexualität deckungsgleich sein sollte, damit die Beziehung als zufriedenstellend gelten kann.

Zu Punkt 1: Fantasien sind nicht automatisch Wünsche. Gerade weil sie reine Vorstellung sind, können wir darin mühelos erzeugen und durch Stilmittel intensivieren, was wir in der Realität nicht können und vielleicht auch nicht wollen, zum Beispiel weil wir Risiken scheuen. Vielleicht möchten Sie hier mal genauer hinsehen und sich fragen: Was gibt mir die Fantasie mit einer anderen Frau genau? Was ist das speziell Anziehende daran für mich? Es könnte sein, dass Sie sich in der Fantasie ein Separee schaffen, das einfach ureigene Bedürfnisse stillt, zum Beispiel als Mann neu zu erobern, frei von Verantwortung zu sein, von der Vielfalt des Lebens zu kosten oder etwas ganz anderes. Ein Ort, an dem Sie erleben können, was Sie sich im echten Leben nicht gestatten möchten und vielleicht nicht einmal brauchen.

Natürlich können sich durchaus Wünsche in den Fantasien zeigen. Auch hier sind Sie eingeladen, genauer nachzusehen und zu fragen: Hand aufs Herz – vermisse ich etwas

Wesentliches? Wonach sehne ich mich? Nach fünf Jahren Beziehung ist diese Frage vielleicht nicht angstfrei zu stellen, aber angebracht.

Zu Punkt 2: Nehmen wir an, Sie würden merken, dass Sie keinen realen Wunsch nach neuen Partnerinnen hätten, dass die Fantasie Ihnen aber viel bedeutet. Was spräche dagegen, sie voll zu genießen? Was genau ist bedroht dadurch, dass Sie einen erotischen Privatraum haben, den Ihre Freundin nicht kennt oder bevölkert? Die Erwartung, dass wir einander alles sein und geben sollten, halte ich für eine der destruktivsten der Langzeitbeziehung. Wir können nur hinter ihr zurückbleiben. Und wenn wir keinerlei Privaträume voreinander haben, wer sind wir dann füreinander? Erotische Wesen eher nicht.

In meiner therapeutischen Arbeit erlebe ich: Wenn Menschen sich entschließen, sich ihren zwiespältigen Fantasien interessiert zuzuwenden und dabei mehr über die eigene Erotik zu erfahren, entsteht ein großer Zugewinn an Selbstbejahung. Dieser wirkt sich fast immer günstig auf die Paarbeziehung aus.

Guckt mein Mann Pornos, weil er sich nach Jüngeren sehnt?

In einer langen Ehe kann die Erotik leiden. Gegen die Flucht in die Pornografie helfen keine Vorwürfe, sondern ein Rollenwechsel, durch den die Frau zur Verführerin wird.

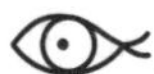

Isabella Z., 65 Jahre Wir sind über dreißig Jahre verheiratet. Mein Mann (68) schaut seit einigen Jahren immer häufiger Pornos im Internet. Er verbringt etliche Stunden pro Woche am Computer, und es wird immer mehr. Es kommt mir fast wie Suchtverhalten vor. Er sagt, dass es für ihn nichts mit unserer Beziehung zu tun habe und dass er mich immer noch attraktiv finde. Ich solle ihn nicht gängeln. Ich komme damit aber nicht zurecht! Erstens ist er mir darin so fremd. Zu wissen, was er macht, während ich im Haus bin oder auch nicht, ist fast unerträglich für mich. Zweitens habe ich die Sorge, dass er in Wahrheit nur jüngere Körper attraktiv findet und meinen nicht mehr, denn wir haben drittens auch seit längerer Zeit nur noch selten Sex, und wenn, gibt es Probleme mit der Erektion. Ich bin sehr unglücklich mit dieser Situation und fühle mich auch grässlich allein. Wie kann ich ihn erreichen?

Sie fürchten Ihren Mann zu verlieren, denn er entzieht sich in einen Bereich, der Ihnen etwas Wesentliches wegnimmt. Während Sie seinem Verhalten kritische Bedeutungen wie Sucht oder Betrug zuschreiben, versucht er, Bedeutung herauszunehmen und seinen Pornokonsum als etwas von der Beziehung Losgelöstes darzustellen. Sie werfen ihm vor zu bagatellisieren, er Ihnen vielleicht zu dramatisieren. Emotional fühlen Sie sich alleingelassen, er sich vermutlich kontrolliert und bedrängt. So weit der Konflikt.

Dahinter liegt möglicherweise eine noch nicht bewältigte Entwicklungsaufgabe für ihn und – bei Paaren ist das unausweichlich – auch für Sie. Vielleicht bleibt seine Erektion nicht aus mangelndem Begehren weg, sondern aus ganz einfachen Gründen: Er ist in einem Alter, in dem sehr viele Männer mit einer nachlassenden Erektionsfähigkeit zu tun haben. Wenn der Koitus bislang die zentrale Praktik in Ihrem erotischen Repertoire darstellte und nun nicht mehr so gut klappt, irritiert das und macht die Paarsexualität zum unsicheren Terrain. Anstatt miteinander Neues zu entwickeln, ziehen sich Partner in dieser Situation häufig voneinander zurück.

Warum eigentlich? In der Sexualität sind wir unglaublich verwundbar. Sie beschreiben ja selbst, wie Sie fürchten, der schlaffe Penis könnte beweisen, dass Sie nicht mehr begehrenswert seien. Ihren Mann beschämt die Situation vielleicht, auch wenn Sie ihm gesagt haben sollten, es sei »nicht so schlimm«. Und wenn es ihn stresst, steigt die Wahrscheinlichkeit, dass vor lauter Anspannung erst recht keine Erektion oder auch nur ein Hauch von Genuss zu erwarten ist.

Mutmaßlich befindet sich Ihr Mann in der nachberuflichen Lebensphase, das ist keine einfache Zeit für die männliche Identität: Rollen, in denen er sich in einem weiteren Sinne als potent erlebt, wollen neu definiert werden. Für intensiveres Pornogucken (und Masturbieren) gibt es viele Beweggründe. Es ist unglaublich einfach, mithilfe von Pornos erregt zu werden und zum Orgasmus zu kommen. Außerdem sind der Fantasie keine Grenzen gesetzt: Sehr starke Stimuli können gefahrlos aufgesucht werden, die Befriedigung des Gegenübers liegt nicht in der eigenen Verantwortung. Unangenehme Gefühle jeder Art können in dieser zugleich sicheren und unbegrenzten Welt in Geilheit, Wohlbefinden, Bestätigung und Befriedigung transformiert werden. Das kann über die Zeit eine enorme Anziehungskraft entwickeln. Die Kombination aus mehr Freizeit, grenzenlosem Internetangebot und erektiler Verunsicherung könnte Ihren Mann in diesen Status quo gebracht haben.

Ein wichtiger Schlüssel liegt in der gemeinsamen sexuellen Weiterentwicklung. Solange in Ihnen allein Angst und Kränkung regieren, werden Sie das Thema ohne Vorwurf kaum anschneiden können. Günstig wäre, wenn Sie das Pornothema in der Diskussion von der Ebene Ihrer gemeinsamen Sexualität und Zeit trennen könnten. Beginnen Sie nicht mit der Forderung, dass das aufhören soll. Beginnen Sie mit dem, was Sie vermissen. Seine Präsenz, Ihren gemeinsamen Sex, die wechselseitige Bestätigung. Und fragen Sie ihn, ob ihm auch etwas fehlt. Ob er in Ihre positiven Qualitäten investieren möchte, so wie Sie in seine. Vor was er sich fürchtet oder was ihm vielleicht zu anstrengend erscheint. Fragen Sie ihn, wie das alles so für ihn ist.

Was sucht er in der Pornowelt? Wie könnten Sie ihn danach fragen, ohne dass er sich bewertet fühlt? Eine gute alte Möglichkeit ist immer: Liebe. Versuchen Sie mit dem Mann, den Sie lieben und dem Sie Entwicklung zutrauen, in Kontakt zu treten und eine Verbindung herzustellen.

Genauso wichtig ist Klarheit in den eigenen Gefühlen und Bedürfnissen. Versuchen Sie mit der selbstbewussten, begehrenden und begehrenswerten Frau in sich in Kontakt zu kommen. Sie sollten sich nicht selbst reduzieren auf einen nachteiligen Vergleich mit juvenilen Pornodarstellerinnen, sondern sich klarmachen, was Sie erotisch ausmacht, ob er nun darauf steht oder nicht. Denn für Veränderung könnten Ihre Qualitäten als Verführerin wichtig sein. Eine Einladung zum Spiel von einer neugierigen, liebevollen und großzügigen Partnerin zu empfangen, wäre für ihn sicherlich attraktiver als die befürchtete Aufforderung zum sexuellen Attraktivitätsbeweis.

Es ist keine leichte Übung, trotz Angst und Unbehagen so offen miteinander zu sprechen und umzugehen. Daher landen wir ja immer wieder in diesen Konflikten. Sie sind jetzt schon so lange ein Paar. Da wäre es doch wunderbar, wenn Sie einen Dialog von solcher Intimität beginnen würden. Und wenn Sie diesen von der verbalen auf die nonverbale Ebene übertragen, das eine oder andere Feuer angezündet haben, wie toll wäre das erst: einander erotisch der und die zu sein, die Sie heute sind.

Warum möchte mein Freund so oft die Stellung wechseln?

Gar nicht gut, wenn man sich im Bett wie die Statistin im Theater fühlt und hin- und hergewendet wird wie ein Sofakissen. Dann ist es Zeit, die Regie zu übernehmen.

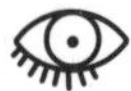

Nina F., 23 Jahre Mein Freund will jedes Mal, wenn wir miteinander schlafen, drei bis vier verschiedene Stellungen durchspielen. Ich glaube, weil er das so aus Pornos kennt, aber gefragt habe ich ihn noch nicht danach. Mir ist das alles sowieso zu viel, ich brauche das nicht, und was soll das überhaupt?

Aus Ihren Zeilen lese ich den Überdruss einer Frau, die in der gemeinsamen Sexualität mit ihrem Partner nicht vorkommt. Es wirkt, als würden Sie als Statistin in einem Theaterstück mitwirken. Da Sexualität ein Lustgeschehen ist und ich mir Sie unter diesen Bedingungen nicht als lustvolles Wesen vorstellen kann, ist es kein Wunder, dass Sie auf diese immer gleiche Inszenierung gerne verzichten würden.

Damit machen Sie etwas deutlich, das jedes Paar betreffen kann: Zwei Menschen können unterschiedlich sexuell sozialisiert sein. Wir lernen im Verlauf unserer sexuellen Entwicklung, bestimmte Reize, Sinneseindrücke und Handlungen sexuell aufzuladen. Wir bevorzugen und trainieren bestimmte Arten der Stimulation, die sich als besonders effektiv für die Erregungssteigerung erweisen und emotional befriedigend sind. Dafür bilden wir bestimmte Verhaltensmuster mit unseren Sexualpartnern heraus. Ihr Freund hat aus Pornos oder bisherigen sexuellen Erfahrungen die Fähigkeit entwickelt, bestimmte Stellungen für seinen Lustgewinn zu nutzen. Fragen Sie ihn, wie er Ihren gemeinsamen Sex erlebt und was ihn an den Stellungen reizt.

Möglicherweise haben Sie selbst gar nichts gegen die Stellungen an sich einzuwenden. Es ist das Wort »durchspielen« in Ihrer Beschreibung, das darauf hindeutet, dass Sie sich als Objekt zum Zweck seiner Erregung instrumentalisiert erleben – und etwas vermissen: eine Verbindung zwischen Ihnen zu fühlen, gemeinsam den Fluss der Begegnung zu lenken, flexibel aufeinander zu reagieren.

Vielleicht versteht er das, vielleicht ist es ihm einfach fremd, weil er diese Art Sex noch nicht kennt. Wenn Ihnen klar geworden ist, welche erotischen Qualitäten Sie gerne erzeugen würden, sollten Sie dafür sorgen, dass Sie als Regisseurin aktiv werden und dass Ihrem Partner dies nicht entgeht.

Der spirituell orientierte Autor David Deida hält in seinem Buch *Finding God Through Sex* erstaunlich pragmatische Ratschläge bereit. Unter anderem empfiehlt er, eine Frau solle nicht eingeschnappt sein, wenn ihr Partner beim Sex auf Teile ihres Körpers beziehungsweiseauf seine eigene Lust oder die Empfindungen in seinem Penis fixiert sei. Sondern sie solle ihn kraft ihrer Liebe und Schwingungsfähigkeit immer wieder neu dazu einladen, sie als Ganzes zu sehen und zu durchdringen. (Bitte verstehen Sie das nicht so geschlechterstereotyp, wie es daherkommt.) Angenommen, Sie würden ihn – »Hallo, hier bin ich!« – mit Blicken, Gesten und Worten immer wieder in die Präsenz einladen: Es könnte ihn irritieren, vielleicht die Erektion kosten. Es könnte Sie beide aus dem Takt bringen und verlegen machen. Das macht nichts. Es bedeutet lediglich, dass Sie miteinander im Kontakt über das Geschehen sind. Dass Sie persönlich sichtbar werden – als würde sich mitten im Stück das Skript verändern.

Wir könnten es auch erotische Paarentwicklung nennen. Oder Improvisationstheater, was Sex im besten Fall ist: ein Spiel, bei dem wir kein fertiges Drehbuch haben, sondern mal holprig, mal elegant im Hier und Jetzt dafür sorgen können, dass es irgendwie interessant weitergeht.

Ich will es schnell, meine Frau slow. Wie kommen wir zusammen?

Tempo und Timing sind genauso wichtig wie sexuelle Anziehungskraft. Jeder soll auf seine Kosten kommen – das heißt auch, dass jeder mal die Dramaturgie bestimmen darf.

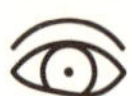

Andreas B., 37 Jahre Meine Frau will immer ein ganz langes Vorspiel, ich selbst mag unseren Sex lieber schnell und knackig. Manchmal versuche ich auf ihre Wünsche einzugehen, verliere dabei aber fast die Lust. Wie können wir beide auf unsere Kosten kommen?

In Ihrer Frage geht es um wichtige Parameter der Sexualität, Tempo und Timing – und damit um den erotischen Spannungsbogen.

Ihre Frau braucht möglicherweise erst einen Abbau hinderlicher (Stress-)Spannung und eine Verbindung zu sich selbst und zu Ihnen im Hier und Jetzt, ehe sie sexuell erregt wird. Sie selbst können Ihre eigene sexuelle Spannung offenbar rasch wecken, gut fokussieren, effizient steigern und entladen, und Sie lieben vermutlich die damit einhergehende Intensität.

Sie fragen, wie Sie beide »auf Ihre Kosten« kommen können. Darin liegt bereits ein wichtiger Schlüssel, die Bereitschaft, dass es jede und jeden auch etwas kosten darf. Denn wenn Sie flexibler werden wollen, heißt das zum einen, Ihre Verschiedenheit zu bejahen. Zum anderen heißt es, Fähigkeiten zu entwickeln, um sich in Tempo und Timing aufeinander zuzubewegen.

Die Idee, dass Sex jedes Mal für beide optimal verlaufen sollte, ist verständlich, romantisch legitimiert und unübertreffbar, wenn es gelingt. Erotisch nützlich ist sie in der Regel nicht. Kompromisse sind besser, wenn Sie wirklich Ja zum Unterschied sagen, indem Sie etwa im Vorspiel nicht mehr der Mann sind, der nicht bekommt, was er braucht, sondern ein Liebhaber, der gerne etwas gibt und die langsame Erwärmung seiner Frau als Verführer gestaltet. Oder indem Ihre Frau sich wirklich bereitwillig einem gelegentlichen Quickie oder direkter Verführung nach Ihrem Geschmack hingeben und sich für Sie freuen könnte.

Eine Annäherung würde für Sie bedeuten, ihre Erregung langsamer zu steigern und dies mehr zu genießen. Je langsamer wir die Sinne einsetzen, desto mehr nehmen wir wahr. Ein Beispiel: Es ist Erdbeerzeit. Stellen Sie sich eines dieser leckeren Erdbeertörtchen vor. Sie können es mit einem Happs verschlingen. Oder Sie schauen es sich erst einmal an: dieses Rot! Riechen Sie mal dran: mmmmh! Diese betörende Melange aus würziger Frucht und Vanillearomen. Und diese unterschiedlichen Konsistenzen: den harten Mürbeteig, die weiche Vanillecreme und darauf diese zart-festen Fruchtkörperchen! Jetzt öffnen Sie langsam den Mund, berühren mit der Zungenspitze eine Erdbeere und beißen dann zart ins Küchlein, schmecken die ersten Aromen … Erst jetzt nehmen Sie einen großen Bissen, kauen, das Geschmackserlebnis wird intensiv, dann schlucken Sie, das köstliche Törtchen füllt Ihren Magen auf befriedigende Weise, Sie wollen mehr davon, beißen erneut ab, schlucken, und am Gaumen bleibt noch diese Erinnerungsnote zurück … Das Ganze lässt sich natürlich auch in Gedanken mit einem Schnitzel durchspielen, falls Sie es lieber deftig mögen.

Wenn es Ihnen gelingt, ganz aufmerksam und neugierig zu sein und alle Sinne bewusst einzusetzen, verliert das Vorspiel seine Vorsilbe und wird ein Genuss an sich. Es kann sein, dass Sie diesen Modus nicht gewohnt sind und weiterhin ungeduldig werden oder abschweifen. Üben Sie ein bisschen, und seien Sie neugierig. Und wie könnte Ihre Frau Ihnen entgegenkommen und selbst mehr vom raschen Sex profitieren? Sie könnte ab und zu ein hinreichend langes Vorspiel mit sich selbst veranstalten und Ihnen bereits so hoch erregt begegnen, dass sie froh sein wird, wenn Sie gleich zur Sache kommen.

Wie kann Analverkehr für uns beide schön sein?

Die Erforschung dieser Körperregion setzt einiges an Achtsamkeit voraus, damit es lustvoll wird: Beim Analverkehr geht es immer auch um die Überwindung von Tabus.

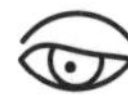

Clara N., 25 Jahre Mein Freund wünscht sich immer verschiedene Stellungen, was ich eigentlich auch ganz gut finde. Seit Neuestem will er aber auch Analsex praktizieren, was für mich schmerzhaft ist. Wie kann das für uns beide schön sein?

Die Analregion ist sehr empfindsam und dadurch eine erogene Zone mit großem Potenzial. Bei Ihren bisherigen Sexualpraktiken konnten Sie vermutlich munter drauflosexperimentieren. Wie Sie am Schmerz gemerkt haben, braucht der Anus hingegen besondere Aufmerksamkeit, damit seine Penetration lustvoll erlebt werden kann.

Anatomisch handelt es sich um eine Ausgangsöffnung unseres Körpers. Dass dort etwas hineinsoll, läuft den dort geltenden Spielregeln entgegen. Das ist nur die körperliche Ebene. Kulturell spielen wir am Hintern mit einem vielschichtigen Tabu – es geht um Begriffe wie Sodomie, Fäkalien, Macht und Unterwerfung. Das kann gerade der Kick analer Praktiken sein, aber auch Widerstände, Ängste oder Ekel auslösen. Körperliche Anspannung, Gefühle und Gedanken beeinflussen sich wechselseitig. Daher ist es wichtig, sich auf allen Ebenen aufmerksam anzunähern. Erwarten Sie nicht zu viel auf einmal.

Der Anus will verführt werden. Wie das geht? Sehen Sie sich vielleicht erst einmal eine anatomische Zeichnung an. Eine Landkarte im Kopf zu haben hilft zu verstehen, was Sie dort wahrnehmen. Sie werden zum Beispiel sehen, dass es zwei Schließmuskeln gibt, einen äußeren, den wir willkürlich steuern können, und einen inneren, der normalerweise vom vegetativen Nervensystem gesteuert wird. Nehmen Sie sich etwas Zeit, um den eigenen Anus zu erkunden und zu spüren, wie er durch tiefe Atmung und bewusstes Spiel mit der Muskulatur weicher wird. Mit der Zeit können Sie die Analregion auch in die Selbstbefriedigung einbeziehen. Am besten, Ihr Partner probiert das bei sich selbst auch aus, dann kann er sich besser in Sie hineinversetzen.

Als Paar können Sie Ihre bisherige Spielfreude direkt nutzen, sie allerdings so verlangsamen, dass Sie zunächst streicheln oder lecken und mit den Fingern sanft ins Innere vordringen. Falls Sie weitergehen möchten, probieren Sie in der Situation selbst erst einmal verschiedene Stellungen aus. In der für Sie entspanntesten können Sie den Penis langsam, mit Phasen des Stillstands zur weiteren Entspannung, in sich aufnehmen. Wenn Sie sich fein miteinander abstimmen und Ihr Freund seine Erregung dafür hinreichend regulieren kann, gewinnen Sie nicht nur eine neue Praktik hinzu, sondern können auch eine besonders intime Verbindung erleben.

Seit ich schwanger bin, habe ich keine Lust mehr auf Sex. Woher kommt das?

Während einer Schwangerschaft muss man oft die Beziehung neu kalibrieren. Da spielen die Gefühle beider eine wichtige Rolle. Man sollte sich und den anderen verstehen.

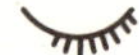

Maria W., 28 Jahre Ich bin schwanger. Seit etwa drei Monaten, also seit dem Beginn der Schwangerschaft, habe ich keine Lust mehr auf Sex. Dass das durchaus normal ist im ersten Teil der Schwangerschaft, weiß ich. Dennoch: Ich bin genervt, wenn er versucht, mich zu verführen, mich anfasst und küsst. Ich habe versucht, mit ihm darüber zu sprechen. Er sagt, dass er mich versteht. Für einen oder zwei Tage ist dann auch Ruhe, doch dann beginnt das Spiel wieder von vorne. Ich bin es leid, ihn ständig abblitzen zu lassen, aber nachgeben werde ich auch nicht. Was kann ich noch tun?

Eine Schwangerschaft ist eine vielschichtige Angelegenheit, hormonell, körperlich, emotional. Auch die Paarbeziehung und ihre Sexualität sind neu zu kalibrieren. Nebenbei bemerkt: Vielleicht verspüren Sie im zweiten Trimester sogar mehr Lust auf Sex als bisher, was nicht selten vorkommt. Falls es Ihnen weiterhin ergeht wie beschrieben und Sie nicht möchten, dass sich die Fronten weiter verhärten, liegt der Schlüssel für mich in der Verständigung. Damit meine ich Ihre jeweilige Verständigung mit sich selbst und miteinander.

Ihr Partner sagt zwar, er verstehe, aber vielleicht versteht er Ihre Zurückweisung doch nicht, sondern will einfach rücksichtsvoll sein. Das hält er aber nicht lange durch, weil er keinen Umgang mit seinem Frust findet. Er fühlt sich womöglich abgelehnt, alleingelassen oder einfach hilflos, weil er Angst hat, dass das jetzt immer so weitergeht. Haben Sie ihn mal danach gefragt? Es könnte sich lohnen. Ein Klischee über Männer sagt ja, sie wollten nur das eine. In diesem einen verbirgt sich aber oft ein emotionaler Kosmos. Sex ist nie nur Sex, sondern darin drücken wir Grundbedürfnisse aus und stillen sie, wie etwa einander nahe zu sein, in der eigenen Kraft, als exklusiver Partner bestätigt zu sein und vieles mehr. Jetzt denken Sie vielleicht: Nun soll ich ihn noch verstehen, dabei geht es *mir* doch mies, weil er mein Nein nicht akzeptiert! Wenn Sie ihn durch interessierte Fragen dahin bringen, dass er seine eigene Reaktion besser versteht, kann er diese mehr in seine Verantwortung bringen, das heißt, für seinen Frust eine Sprache finden und mit Ihnen teilen, Ihnen darüber näherkommen, statt blindlings den nächsten Anlauf zu starten.

Klar ist: Sie sollten nur sexuell aktiv sein, wenn Sie es selbst wollen oder zumindest freigebig sein können. Ihre

Frage klingt nach dem Gegenteil, als fühlten Sie sich in die Enge getrieben. Auch für Sie ist wichtig, Ihre eigene Reaktion genau zu verstehen. Sie dürfen nicht davon ausgehen, dass Ihre Position selbsterklärend ist. Warum wollen Sie was genau nicht? Fühlen Sie sich im aktuellen Körper nicht mehr so wohl wie sonst? Sind es Müdigkeit und Übelkeit? Stresst Sie etwas bezüglich der Schwangerschaft? Halten Sie es für ein vorübergehendes Phänomen, oder haben Sie das Gefühl, dass Ihre Lust auf Sexualität sich gerade dauerhaft verabschiedet? Oder ist es die Art, wie er sich annähert? Bräuchten Sie derzeit eine ganz andere Art des körperlichen Zusammenseins, die in Ihrem bisherigen sexuellen Skript nicht vorgekommen ist?

Wenn Sie sich selbst auf die Spur kommen, können Sie differenzierter Auskunft geben. Wenn Ihnen etwas an ihm liegt, teilen Sie ihm mit: »Ich sehe, dass es dir was ausmacht. Im Augenblick geht da nix bei mir. Ich erkläre es mir so und so. Wie lange es dauert, kann ich nicht sagen. Aber ich verspreche dir, ich bleibe an dem Thema dran, weil ich weiß, dass es dir wichtig ist.« In meiner Praxis sind die Paare am erfolgreichsten, die zwar echte Differenzen haben bezüglich der Sexualität, die aber dieses Grundverständnis für den anderen und die Bereitschaft, sich zu bewegen, mitbringen. Das wünsche ich Ihnen beiden auch, denn das Leben wird noch viele Störfeuer für Ihre Erotik bereithalten, denen Sie am besten gemeinsam begegnen.

Wie bringe ich meinen Freund dazu, wieder mit mir zu knutschen?

Will er nicht, oder kann er nicht? Höchste Zeit, ihn daran zu erinnern, dass Küssen mehr ist als eine schnelle Abfertigung. Denn mit Küssen kann man alles sagen.

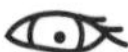

Verena B., 47 Jahre Mein Freund küsst mich fast nur noch zur Begrüßung. Er sagt, Küssen sei halt nicht sein Ding. Wie bekomme ich ihn dazu, auch mal wieder mit mir rumzuknutschen?

Küssen! Eine nicht nur von Ihrem Freund unterschätzte Angelegenheit. Was tun wir denn da Irrwitziges, wenn wir uns küssen? Wenn wir uns tatsächlich diesen zarten Partien unseres Körpers annähern, sanft oder fest berühren, Zugang zur Mundhöhle dahinter verlangen oder gewähren? Mit Küssen und Knutschen kann man sich wirklich alles sagen: reserviert begrenzen, erst zögern, dann Ja sagen, tasten, erforschen, verschlingen, eindringen, beschwichtigen, besitzen, lieben.

Unter anderem sagt man sich damit auch, wer man füreinander ist oder sein will. Der Kuss Ihres Freundes gehört für mich in die Kategorie familiärer Kuss: Hallo, ja, wir gehören zusammen und sind vertraut. Wie man ihn mit Kindern, Eltern, Geschwistern und Tanten tauscht. Es gibt bewusste oder beiläufige, zärtliche oder abfertigende Varianten dieses Kusses. Er ist in seiner Funktion versichernd und für die meisten Paare daher auch wichtig. Freuen Sie sich daran, dass Sie immerhin zur Begrüßung einen Kuss bekommen. Was dieser nicht signalisiert, ist zum Beispiel Begehren: Hallo, Geliebte, ich will dich! Erinnere dich daran, dass ich dein Liebhaber bin, auch wenn wir uns schon so lange kennen.

Wenn Ihr Freund sagt, das sei nicht sein Ding, heißt das, er spricht die erotische Sprache des Küssens nicht gern. Könnten Sie ihn einmal fragen, was ihm daran nicht gefällt? Darauf könnte er sehr verschiedene Antworten geben.

Angenommen, er mag die Art nicht, wie Sie knutschen. Dann können Sie das spielerisch anpassen. Möglicherweise ist ihm Küssen überhaupt zu zudringlich oder zu intim – dann könnte er selbst ein bisschen aktiver küssen und dadurch stärker bestimmen, wie nah er Sie herankommen lassen will. Vielleicht erlebt er das Küssen gar nicht als erotische Sprache. Dann ist die Knutscherei für ihn einfach nichtssagend oder gar befremdend, und dann wäre es an ihm zu entscheiden, ob er seinen Wortschatz erweitern möchte.

Wenn intensives Küssen noch nie sein Ding war, müssen allerdings Sie selbst sich konfrontieren: War das ein heimliches Entwicklungsprojekt nach dem Motto »Die Hoffnung – dass er etwas mögen wird, das er noch nie mochte, weil es mir so viel bedeutet – stirbt zuletzt«? Damit hätten Sie sich in eine klassische Erwartungssackgasse manövriert, mit der er rein gar nichts zu tun hat. Sie sollten sich mehr auf seine Sprache einlassen: Wie zeigt er Ihnen auf seine Weise Liebe und Begehren? Das sollten Sie achten und schätzen.

Wenn es aber mal sein Ding war, könnten Sie ihn daran erinnern, dass Sie nicht damit aufhören wollen, seine Geliebte zu sein. Dass er sich auf der Vertrautheit nicht ausruhen soll. Daran können Sie ihn beim braven Schmatzer mit einer nur etwas langsameren, subtilen Kussantwort erinnern oder indem Sie den Kuss Ihrerseits zwei Millimeter vor seinen Lippen verweigern und dafür mit Blicken sprechen – oder, noch prägnanter vielleicht, mit einem kleinen Biss? Küssen Sie mit Poesie, und Sie können den Frosch vielleicht daran erinnern, dass er mal ein Prinz war.

Warum komme ich immer zu früh?

Auf dem Weg zum Höhepunkt sollte man sich langsam steigern, um ihn gemeinsam zu genießen. Die Frage ist nur, was die Frau macht, wenn sie schneller ist als ihr Partner.

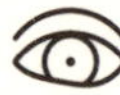

Laura M., 34 Jahre Ich habe ein Problem, das mein Sexualleben erheblich beeinträchtigt: Ich komme als Frau beim Geschlechtsverkehr zu schnell. Manchmal sogar, ohne davor besonders erregt gewesen zu sein, auch ohne langes Vorspiel. Leider fühle ich den Orgasmus nicht kommen. Es fühlt sich manchmal an wie ein »Plopp« aus dem Nichts. Und dieser ist dann oft auch recht enttäuschend klein und schwach. Nach dem Orgasmus fällt es mir schwer, weiter Sex zu haben. Ich habe keine Schmerzen. Aber nach einer Weile wird es trotzdem langweilig oder unangenehm. Das merkt mein Freund natürlich. Er ist sehr liebevoll und verständnisvoll. Er hört dann oft auf, was mir aber Schuldgefühle macht, weil er nicht auf seine Kosten kommt. Eigentlich dachte ich, meinen Körper ganz gut zu kennen, da ich mich auch regelmäßig selbst befriedige. Gibt es jenseits der Frauenzeitschriftentipps irgendwelche Hilfe für mich?

Theoretisch ist es einfach: Die wahrnehmbar genussvolle Entladung im Orgasmus braucht einen wirkungsvollen Spannungsaufbau. Der gelingt, wenn die sexuelle Energie sich einerseits über eine gewisse Zeit konzentriert steigern und andererseits über die stimulierte Stelle hinaus im Körper ausbreiten kann. Wenn das Ganze noch mit erregenden Gedanken und Lusterleben einhergeht, wird es zu einer intensiven Erfahrung.

Indirekt schließe ich aus Ihrer Beschreibung, dass Sie einen für Sie optimalen Aufbau mit Ihrem Freund weniger effektiv als bei der Selbstbefriedigung herbeiführen können. Vielleicht sind Sie mit Ihrer Aufmerksamkeit mehr bei ihm als in Ihrem eigenen Körper? Möglich ist auch, dass Sie in letzter Zeit außer- oder innerhalb der Beziehung irgendeine Art von Stress haben und es Ihnen schwerfällt, in Ruhe zu spüren, was Sie brauchen. Oder Sie erleben Ihren Freund festgelegt auf bestimmte Aktivitäten, die ihm, aber nicht Ihnen dienen. Dem können Sie nachgehen.

Um Ihren Erregungsaufbau stimmiger zu gestalten, können Sie an drei Stellen ansetzen: bei der Wahrnehmung sexueller Erregung, bei ihrer langsameren Intensitätssteigerung und Ausbreitung im Körper und bei der Förderung von Genusserleben durch Bewegungen.

Woran merken Sie, dass Sie erregt werden? Was mögen Sie, und was brauchen Sie zu welcher Zeit, um diese Erregung zu spüren, zu genießen und zu steigern? Wie wäre es für Sie beide, wenn Sie Verführung und Vorspiel zu Ihrem Genuss etwas ausdehnten? Ist Ihr Partner reizvoll genug für Sie? Kann er seine Erregung entsprechend steuern?

Es ist möglich, dass die Penetration bei Ihnen bestimmte Sinnesrezeptoren lokal stark stimuliert und orgastische

Reflexe (zu) schnell triggert, ohne dass sich die sexuelle Erregung zuvor weit genug ausbreiten konnte, um sich gut anzufühlen. Den Penis aufzunehmen, ehe Sie fühlbar erregt sind, ist nicht ratsam, denn Ihr Geschlecht wird durch die physiologischen Vorgänge des Anschwellens, Feucht- und Weitwerdens erst optimal bereit dafür. Gehen Sie also erst dann dazu über.

Ihren Spannungsaufbau können Sie nicht nur über die Art der Stimulation, sondern auch über Ihre Atmung und Muskelspannung modulieren: Wenn Sie tief in den Bauch- und Beckenraum atmen, entsteht dort Raum für die Durchblutung der Genitalien. Die sexuelle Energie darf sich ausbreiten, wird angenehmer spürbar. Sie verteilt sich, anstatt sich weiter zu konzentrieren und zu steigern. Sich wie eine Katze zu rekeln, löst Spannungen im gesamten Körper und unterstützt diesen Prozess. Um eine Erregungsintensität lokal zu steigern, können Sie die Muskulatur des Beckenbodens aktiv einsetzen, also ab und zu ein wenig anspannen, das konzentriert Energie. Loslassen von Muskelspannung hilft beim Verlangsamen.

Beobachten Sie erst einmal, wie Sie das beim Sex mit sich selbst machen, und scheuen Sie sich nicht, etwas davon der Paarsexualität zuzumuten, auch wenn Ihr Partner ein anderes Skript mitbringt. Und auch wenn Sie weiterhin eher früh, aber mit etwas mehr Genuss kommen würden, spräche nichts dagegen, Ihren Freund danach manuell oder oral zu stimulieren – oder? Dann wäre sein Orgasmus zwar nicht zu hundert Prozent an Ihr Tempo gebunden. Sie aber wären zumindest den Druck los, ein für ihn passendes Timing zu finden.

Wie kann ich meiner Partnerin eine Affäre verzeihen?

Wut, Schmerz, Trauer: Das Krisenmanagement bei Untreue kann echt wehtun. Ebenso die Frage, ob man die Beziehung von vorn beginnen und Vertrauen wieder lernen kann.

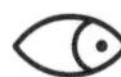

Nadine S., 57 Jahre Meine langjährige Partnerin hat mir vor sechs Monaten gestanden, dass sie seit zwei Jahren eine Affäre mit einer jüngeren Kollegin hatte. Sie hat sie beendet, und ich merke, dass sie bei mir bleiben will. Trotzdem bringt es mich fast um, ein halbes Jahr später noch. Es ist ein schrecklicher Zustand aus Eifersucht, Verlustängsten, Wut und den Fragen: Wie komm ich da endlich raus? Wie kann ich ihr je wieder vertrauen und verzeihen, oder ist doch alles kaputt?

Sie befinden sich in einem Prozess, den Sie gern beendet wissen wollen, weil er sich grauenvoll anfühlt. Das ist verständlich. Dennoch plädiere ich als Erstes dafür zu akzeptieren, dass Sie mehr Zeit brauchen. Ein halbes Jahr ist gar nichts bei der Verarbeitung solch tiefgreifender Ereignisse, die ohne Ihren Willen und ohne Ihr Wissen auf Sie zugekommen sind. Allein an Ihrer Formulierung wird deutlich, wie viele Gefühle sie ausgelöst und wie viele Fragen sie aufgeworfen haben.

Es geht um die Frage, ob Sie miteinander eine neue Beziehung eingehen können und möchten. Denn die alte ist vorbei. Damit meine ich die Beziehung, die offenbar unhinterfragt auf dem Grundsatz der sexuellen und emotionalen Treue aufgebaut war. Diese Klarheit ist dahin, für beide. Für viele fühlt sich das an, als sei ihnen der Boden unter den Füßen weggerissen worden. Es handelt sich oft nicht nur um eine partnerschaftliche, sondern auch um eine Identitätskrise für alle Beteiligten.

Die Frage lautet nicht nur »Wer bist du jetzt für mich, und wer bin ich für dich?«, sondern auch »Wer bin ich für mich selbst?«. Eine Frau sagte einmal zu mir: »Wissen Sie, ich schäme mich fast dafür, dass ich noch bei meinem Mann bleibe, obwohl er das getan hat. Es geht so krass gegen meine, ich dachte: unsere Werte. Ich sollte gehen, aber ich merke, das stimmt auch nicht. Ich weiß selbst gar nicht mehr, was ich will und wer ich bin.« Die Frage, wie es weitergeht, kann daher erst über die Zeit beantwortet werden. Diese Offenheit auszuhalten mag schier unerträglich sein, ist aber unumgänglich.

Eifersucht und Verlustängste sind der Situation angemessen. Sie haben erfahren, dass Sie Ihre Partnerin nicht sicher haben und sie nicht verlieren möchten. Und jetzt wissen Sie noch nicht, ob Sie ihr Herz wieder ganz haben. Das ist eine Tatsache. Die Frage ist, wie Sie Ihre Impulse so regulieren können, dass Sie sich nicht rein destruktiv auswirken. Tun Sie alles, was Ihnen dabei hilft, sich in der eigenen Haut wohlzufühlen, vom Sport bis hin zum Gespräch mit Freunden. Ihre

Partnerin kann Ihnen helfen, indem sie sehr präsent ist, transparent umgeht mit ihren Aktivitäten außer Haus und in den Absprachen verlässlich agiert. Indem sie sich auch über längere Zeit aktiv um Sie bemüht.

Wie sie ihre Affäre verarbeitet, wirkt sich entscheidend aus. Was hat sie veranlasst, die Außenbeziehung zu beenden? Hat sie Sie um Verzeihung gebeten? Hat sie sich Ihnen neu zugewandt? Wie hat sie ihre Erfahrungen für sich eingeordnet? Am besten nehmen Sie sich Zeiten, in denen Sie miteinander über das Geschehene sprechen. Vielleicht haben Sie großen Rede- und Nachfragebedarf, der gestillt werden will. Zugleich sollte er nicht alles einnehmen, denn er verletzt oft mehr, als er nährt. Meine Kollegin Esther Perel fragt klug, wenn betroffene Partner allzu intensiv nach Details fragen (»Wie und wo habt ihr es getrieben?«): »Möchten Sie nur die Frage stellen oder auch wirklich die Antwort hören?« Welche Antworten helfen Ihnen weiter, welche vertiefen nur die Wunden?

Man muss nicht verzeihen. Wut – ist gut. Der darin liegende aggressive Impuls kann Ihnen dabei helfen, Ihr Territorium wieder zu sichern, zu sagen: Meine Grenze wurde verletzt, ich stelle sie wieder her und damit meine Würde. Dies Ihrer Partnerin zuzumuten, ist sinnvoll. Im Unterschied dazu sind marternde Vorwürfe weniger produktiv. Denn es könnte auch sein, dass darunter ein schmerzhafteres Gefühl liegt: die Traurigkeit über den Verlust der Unschuld Ihrer Beziehung. Auch die Traurigkeit hilft beim Weiterkommen – genauer gesagt beim Akzeptieren des Status quo als neuem Ausgangspunkt.

Manchmal reißen alte Wunden auf. Immerhin ist der Lebenspartner oder die -partnerin für uns meistens die wichtigste Bindungsperson – das menschliche Wesen, bei dem wir uns emotional sicher fühlen möchten. Wenn wir Zustände des Verlassenseins oder auch der Entwertung aus unserer Kindheit und Jugend kennen, könnten sie wieder aufkommen. Vielleicht können Sie das lokalisieren? Es führt Sie nämlich zu einem sehr wichtigen Punkt: Worin genau erleben Sie sich verletzt? Ist es die Lüge, der Verrat, oder ist es die Tatsache, dass die Einzigartigkeit Ihrer Beziehung verletzt ist? Wenn Sie genauer fassen können, worin Ihre Verletzung liegt, können Sie als Paar spezifischer damit umgehen, das heißt: erkennen, was es braucht, um dem Problem zu begegnen.

Prozesse des Vertrauens und Verzeihens benötigen auch deshalb Zeit, weil sie reifen müssen. Sie wären sehr naiv, würden Sie zum jetzigen Zeitpunkt uneingeschränkt vertrauen. Schließlich wissen Sie es besser, haben Sie doch erfahren, dass Ihre Partnerin fremdgehen kann. Worin aber vertrauen Sie ihr vielleicht doch? Darin, dass sie mit Ihnen weiter zusammen sein will? Das wäre schon mal etwas. Dieses Vertrauen kann Ihre Partnerin weiter stärken, indem sie Ihnen zeigt, wie wichtig Sie ihr sind. Vollständig erwerben lässt sich Vertrauen jedoch nicht. Sie sind diejenige, die es gegebenenfalls schenkt.

Dennoch ist Ihre Partnerin hier aktiv gefragt. Die Beziehung mit der anderen Frau hat ihr sicher etwas bedeutet. Vielleicht kann sie sagen, was sie für sich dort gefunden hat. Diese Erfahrungen kann sie vermutlich nur zum Teil bereuen, sodass die Aussage »Es tut mir leid« nicht authentisch wäre. Dennoch wird genau das oft erwartet. Das Problem ist: Sie werden es spüren, wenn Reue nicht echt ist. Und es wird Ihnen weder beim Vertrauen noch beim Verzeihen helfen.

Was Ihre Partnerin vielleicht authentisch formulieren kann, ist: »Es tut mir weh, dass ich dir das angetan habe. Das hast du nicht verdient. Dein Schmerz ist mir nicht egal.«

Je mehr sie Ihren Schmerz an sich heranlassen kann, desto eher werden Sie spüren, wie sie mit Ihnen fühlt. Dann können Sie prüfen, ob Sie bereit sind, ihr zu verzeihen. Im Verzeihen steckt letztlich eine selbstbefreiende Kraft, ein heilsames Loslassen.

Zusätzlich können Sie prüfen, ob Ihnen eine symbolische Wiedergutmachung helfen würde. Das folgt mehr dem katholischen Sühneprinzip, während die Vergebung aus Gnade mehr der protestantischen Tradition angehört. Angenommen, Sie können weder konfessionell noch nichtkonfessionell verzeihen: Haben Sie schon mal darüber nachgedacht, dass Sie auch ohne Verzeihen dableiben könnten? Sie könnten sich entscheiden, nicht zu verzeihen. Worauf Sie am Ende eine Antwort brauchen, ist die Frage, ob Sie Ja sagen zu einer neuen Beziehung mit dieser Frau samt dem, was geschehen ist.

Ich wünsche mir heftigeren Sex mit meinem Freund. Wie sage ich es ihm?

Den Mann während des Liebesspiels dazu aufzufordern, würde ihn depotenzieren. Es gibt aber andere Möglichkeiten, diesen Wunsch umzusetzen, ohne den Partner zu verletzen.

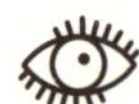

Lisa M., 45 Jahre Mein Freund ist ein sehr zärtlicher Liebhaber. Ich wünsche mir aber, dass er mich fester rannimmt. Wie kann ich ihm das deutlich machen, ohne ihn mit einem Gespräch unter Druck zu setzen?

Mit Ihrem Anliegen rühren Sie an ein Männlichkeitsthema: Was macht einen guten Liebhaber aus? Was darf er sich nehmen, was soll er geben? Was ist zu wenig, was zu viel Rücksichtnahme? Sie ahnen, dass Sie sensibles Terrain betreten.

Eine erotische Stärke Ihres Freundes scheint seine Fähigkeit zu sein, behutsam und zärtlich zu agieren. Vielleicht basiert sein erotisches Repertoire auf Botschaften oder bisherigen Erfahrungen mit Frauen, die ihm nahelegten, er solle vor allem ein rücksichtsvoller Liebhaber sein. Für viele Männer ist es nicht einfach, einfühlsam und fordernd zugleich zu sein. Oder die eigene Lust voll zu genießen, ohne sekündlich sicherzustellen, dass die Partnerin alles hat, was sie braucht.

Sie sprechen mit Ihrem Wunsch einen anderen Modus an: Sie wünschen sich, dass Ihr Freund sich selbst erlaubt, Sie stärker anzufassen und vielleicht etwas dominanter zu führen. Wenn Sie im Gespräch appellieren würden: »Sei dominanter!«, kämen Sie allerdings in die etwas paradoxe Situation, ihn mit Ihrer Anforderung indirekt zu depotenzieren. Also das Gegenteil von dem, was Sie wollen.

Die spannende Frage ist, wie Sie ihn eleganter dahin bringen könnten: nämlich durch Einladung und Spiel. Wenn Sie Sex haben, können Sie jede stärkere Berührung, die ihm unterläuft, positiv rückmelden, zum Beispiel mit: »Mmmh, das fühlt sich gut an, fass mich ruhig noch fester an.« Im Kern geht es darum, mitten im Geschehen zu ermutigen oder zu intensivieren, was Sie erregend finden. Das funktioniert entweder, indem Sie ihn selbst durch kraftvollere Berührungen oder Bewegungen zur Antwort anregen. Oder indem Sie in passiver Gespanntheit warten, bis er mehr tun muss, um Sie zu erreichen.

Wie komme ich nach meinen Schwangerschaften wieder mit meinem Körper klar?

Schwangerschaften verändern den weiblichen Körper, doch die Schönheitsideale in unserer Gesellschaft sind rigide. Wie lernt man, sich und sein Bindegewebe wieder zu lieben?

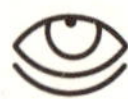

Andrea W., 38 Jahre Durch Schwangerschaften und Geburten ist mein Bindegewebe stark außer Form geraten. Außerdem wiege ich immer noch zehn Kilo mehr als vor der ersten Schwangerschaft. Mein Mann will unbedingt Sex mit mir und beteuert, die körperlichen Veränderungen machten ihm nichts aus. Aber mir macht es etwas aus, ich lehne meinen Körper total ab. Seit der Geburt des zweiten Kindes habe ich jede Form sexuellen Kontakts mit meinem Mann verweigert. Er ist sehr unglücklich mit der Situation. Allmählich habe ich Angst, dass unsere Beziehung zerbricht. Was kann ich tun?

Es ist nicht einfach, sich mit seinen Schwachpunkten anzunehmen. Auf Veränderungen unseres weiblichen Körpers sind wir in einer Gesellschaft mit artifiziellen, hohen Schönheitsidealen denkbar schlecht vorbereitet. Dennoch kommen wir nicht drum herum, denn Beschädigung und Verfall gehören zum Leben.

Wir haben nicht einen Körper, sondern wir *sind* unser Körper: Er ist unser sensorisches Instrumentarium, der Resonanzraum unserer Gefühle und Empfindungen, mit ihm drücken wir unser Sein und Wollen aus. Je mehr Sie ihn oder Teile von ihm ausblenden oder ablehnen, desto weniger kann Ihr Körper der Erfüllung Ihrer Bedürfnisse dienen. Die Entwicklungsaufgabe besteht darin, Veränderungen in Ihr Körperbild zu integrieren. Dies startet mit dem Konflikt: »Ich soll / will mich an etwas annähern, das ich – so – nicht wahrnehmen, aushalten, sehen, zeigen will.«

Falls Sie die Spur der Integration aufnehmen möchten, empfehle ich Ihnen zunächst etwas Sortierarbeit: Was genau wurde aus Ihrer Sicht unannehmbar beschädigt? Steht das für sich, oder reicht Ihre Kritik an eigenen Körpermerkmalen bereits weiter zurück? Wie sind Sie vor den Schwangerschaften mit Ihrem Körper umgegangen? Was mochten Sie an ihm? Hatten Sie früher gerne Sex? Wenn nein, warum nicht? Vielleicht tauchen hier noch andere wichtige Gründe auf, weshalb Sie auf Abstand gehen. Und worin können Sie sich weiterhin attraktiv finden?

Der weitere Weg beginnt nicht beim Sex, sondern bei der Wahrnehmung von Bedürfnissen: Was braucht Ihr Körper, was ist ihm angenehm? Was können Sie genießen, bei welchen Tätigkeiten, Bewegungen, in welchen Haltungen fühlen Sie sich wohl? Hören Sie aufmerksam auf Ihre Körpersignale

Wir haben
nicht einen
Körper, sondern
wir *sind* unser
Körper: Er ist unser
sensorisches
Instrumentarium,
der Resonanzraum
unserer
Gefühle
und Empfindungen, mit
ihm drücken
wir unser Sein
und Wollen aus.

und achten Sie sie. Wenn Sie müde sind, ruhen Sie. Wenn Sie sich bewegen möchten, bewegen Sie sich. Wenn Sie traurig sind, weinen Sie. Wenn Sie froh sind, lachen Sie. Sie könnten sich mehrmals am Tag fragen: Wie fühle ich mich gerade? Wonach ist mir? Wenn Sie Sport treiben, tun Sie es nicht verbissen mit der Idee, wieder ein paar Gramm leichter zu werden, sondern passen Sie Ihr Pensum so an, dass es sich gut anfühlt. Tragen Sie Kleidung, die Ihnen derzeit gut steht, und machen Sie sich schön für sich selbst.

Und nun zu den ungeliebten Stellen, den Speckpolstern und dem Bindegewebe. Stellen Sie sich über einen längeren Zeitraum täglich nackt vor einen Spiegel und betrachten Sie sich von Kopf bis Fuß. Was für eine Frau sehen Sie? Konfrontieren Sie sich. Beschönigen Sie Ihre Reaktionen nicht, sondern nehmen Sie alles wahr, was kommt. Es kann sein, dass Sie sich ärgern, dass Sie Schmerz, Hass oder Traurigkeit empfinden. Lassen Sie alles zu. Es bedeutet, dass Sie überhaupt wieder in eine – wenn auch harte – Beziehung mit sich selbst eintreten. Selbst wenn Sie »Ihr ekelhaften Oberschenkel, ich will euch nicht haben!« sagen, ist das etwas anderes, als sie zu ignorieren. Sie wenden sich ihnen zu und sind dabei Sie selbst. Es wird Ihnen helfen anzuerkennen, was ist. Dann erst haben Sie einen neuen Ausgangspunkt.

Von dort können Sie beginnen, neugieriger zu werden: Wie fühlt sich das Gewebe denn an? Was nehmen Sie sonst noch an sich wahr? Wie gefallen Ihnen Ihre Zehen? Wie gefallen Ihnen Ihr Mund, Ihre Brüste, Ihre Arme? Was ist der aktuell geliebteste Teil Ihres Körpers? Wie möchten welche Partien berührt werden? Bindegewebe, das außer Form ist, möchte gut behandelt, gestreichelt, gesalbt, massiert, trainiert werden. Dies betrifft womöglich auch Ihre Brüste und

Ihre Vulva und den vaginalen Innenraum. Vielleicht möchten sie nicht weiter vernachlässigt, sondern liebkost werden? Wenn Sie die versehrten Stellen Schritt für Schritt annehmen, werden Sie flexibler als Ihr Gewebe und können über die Zeit vielleicht als die Frau, die Sie heute sind, mit dem Mann, der Sie liebt und will, die erotische Beziehung wieder aufnehmen. Vielleicht besteht dann auch die Chance, dass Ihre Aufmerksamkeit etwas Interessantes wiederfinden darf: seinen Körper.

Was tun, wenn er Sex mit anderen will?

Kein Fremdgehen, kein Verrat, nur die Bitte, Abenteuer haben zu dürfen: Nicht alle können mit diesem Wunsch umgehen. Aber ist er einmal da, muss man ihn ernst nehmen.

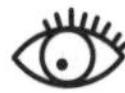

Mia R., 27 Jahre Mein Freund will gerne eine offene Beziehung haben (nur Sex! Keine Polyamorie oder Ähnliches!). Ich möchte ihm gerne ermöglichen, mit anderen zu schlafen, bin vom Wesen her aber leider der absolute Treuemensch. Deswegen kann ich mir zwar vorstellen, es ihm zu ermöglichen, aber die Gefühle spielen mir da leider noch sehr viele Streiche. An der Kommunikation hapert es bei uns nicht, ich sage ihm alle Gefühle, die ich diesbezüglich habe! Ich möchte gerne eine Lösung finden oder zumindest Anregungen und Denkweisen, wie es klappen kann. Ich möchte bei ihm bleiben.

Ein Scherz unter Paartherapeuten lautet: »Paare thematisieren die sexuelle Treue genau zweimal im Leben: vor dem Traualtar und wenn die Affäre bekannt wird.« Auch wenn Sie sich eine klare Lösung erhoffen, möchte ich Sie daher zunächst dazu beglückwünschen, dass es Ihnen beiden gelingt, die Frage offen zu stellen und diese Konfliktspannung zusammen auszuhalten, ohne davonzurennen. Es ist nämlich so, dass wir, wenn wir lange ein Paar sein wollen, damit rechnen müssen, dass nichts bleibt, wie es ist. Immer mal möchte eine(r) etwas anderes, möchte sich entwickeln. Bedürfnisse ändern sich. Dann ist die große Frage, wie wir gleichzeitig uns selbst und einander treu bleiben können. Sie beschreiben das Dilemma treffend: Sie sind sozusagen sexuell naturtreu. Und wenn Sie Ihrem Freund Sex außerhalb gestatten würden, fürchten Sie (unter anderem), zu weit über Ihre Grenzen des Erträglichen zu gehen. Aber wenn Sie ihm die Freiheit nicht ließen, könnte er dann mit Ihnen glücklich sein? Ihr Freund könnte das Umgekehrte sagen: »Wenn ich mich sexuell dauerhaft begrenzen würde, bliebe ein vielleicht sehr wichtiger Teil von mir auf der Strecke. Aber wenn ich jetzt einfach mache, was ich will, dann verletze ich sie so, und das will ich nicht.« Das schreiben Sie nicht über ihn, aber ich hoffe sehr, auch er spürt sein Dilemma. Kompromisse gehen in der Sache nicht wirklich. Was nun?

Ich würde Ihnen raten: Machen Sie genau so weiter! Drehen und wenden Sie das Thema, sprechen Sie immer wieder darüber. Beziehen Sie Position. Arbeiten Sie heraus, was genau Ihre Hindernisse sind. Was würde Sie besonders schrecken, was besonders schmerzen? Gibt es etwas zu gewinnen, auch für Sie? Dann wandert der Ball zu Ihrem Freund: Was meint er dazu? Warum ist es ihm so wichtig? Hat er Angst, etwas zu verpassen? Wenn ja, was? Ist es die pure Neugier auf die Reichhaltigkeit des Lebens? Ein Gefühl der Unabhängigkeit, das er sucht? Was wäre, wenn er das nie hätte?

Auf diese Fragen kann es hundert verschiedene Antworten geben. Und jede macht etwas anderes mit Ihnen. In meiner Praxis erlebe ich solche Prozesse so, wie wenn zwei zusammen in einer heißen Badewanne sitzen (wer denkt jetzt nicht an Loriot?): Beide sind nackt. Beide bleiben sitzen. Sie schwitzen. Jeder kommt ins Grübeln. Sitzen im selben Wasser. Fliehen nicht. Sehen sich an. Weichen ihre Knochen und Glieder ein. Wägen hin und her. Man denkt, das sei Stagnation. Ist es aber nicht. Es ist ein Ringen, und das ist gut und wirklich sehr intim. Irgendwann steigen Sie aus der Wanne. Und demnächst wieder rein. Der springende Punkt ist: Jede(r) steht vor der Herausforderung zu prüfen, ob er/sie aus sich selbst heraus ein verantwortetes Ja zu etwas finden kann, das er/sie selbst anders wollen würde. Mit all der unkalkulierbaren Ungewissheit, die damit einhergeht. Irgendwann werden auch Sie etwas beschließen, und bitte lassen Sie all Ihre Entscheidungen vorläufig gelten. Zum Beispiel, dass Sie noch ein halbes Jahr ohne Sex außerhalb der Partnerschaft weiterleben, und er schaut, wie okay es für ihn ist. Was bräuchte er, damit das lebbar wäre? Oder Sie beschließen, dass er es haben kann, und dann schauen Sie beide sorgsam, wie es für Sie ist. Was bräuchten Sie, damit dieses Konstrukt für *Sie* lebbar wäre? Besiegeln Sie nicht sofort ein neues Beziehungsmodell, sondern einigen Sie sich mit Ihrem Freund auf ein Experiment, bei dem Sie beide die Hauptpersonen sind und bei dem Sie sich viel darüber austauschen, wie es gerade so ist – für Sie und ihn.

Dieser stetige Austausch ist nicht nur wichtig, um zu wissen, wo sich der Partner gerade emotional befindet. Paaren fällt es in der Regel leichter, die Beziehung ein- oder beidseitig zu öffnen, wenn sie miteinander stark verbunden sind und deutlich spüren, was nur zwischen ihnen gilt. Dann fußt nicht alles darauf, welche faktischen Grenzen genau eingehalten oder überschritten werden. Letzteres böte ohnehin eine trügerische Sicherheit, denn wenn neue Erfahrungen mit ihrer Eigendynamik kommen, lässt sich durch strikte Regeln die ersehnte emotionale Sicherheit nicht wirklich schaffen. Darum sollten Sie genau miteinander ausloten: Was würde weiterhin exklusiv zwischen Ihnen gelten? Was verbindet Sie einzigartig? Was sehen Sie beide als unhintergehbar an? Dann schauen Sie, ob Sie darüber eine emotionale Gewissheit erlangen.

Zum Schluss: Auch die sexuelle Verbindung ist entscheidend. Eine ungünstige Basis wäre sexuelle Langeweile zwischen Ihnen. Dann sollten Sie zuerst dort investieren. Wenn Ihr Sexualleben für beide lebendig und interessant ist, werden Sie in jeder erotischen Begegnung spüren, wie sehr er auf Sie steht. Dann könnte er woanders ein anderer sein und vielleicht aus anderen Welten etwas in die Ihre mitbringen. Sollten Sie sich für eine Öffnung entscheiden, stünden natürlich konkrete Absprachen an, zum Beispiel, in welchen Situationen er mit wem schlafen darf und mit wem nicht und wie transparent Sie dabei informiert sein möchten. Manche Menschen möchten gar nichts über den Sex des Partners mit anderen wissen, weil sie fürchten, die Bilder nicht mehr aus dem Kopf zu bekommen. Manche möchten genau informiert sein, weil Sie dann das Gefühl bekommen, die Situation zumindest ein wenig kontrollieren zu können. Wieder andere erregt es, oder es bedeutet ihnen höchste Intimität, wenn der Freund bereit ist, von seinen Abenteuern zu erzählen.

Wichtig ist auch, dass Sie ein Vetorecht bekommen, wenn Sie in emotionale Not mit einem neuen Arrangement kommen.

Sie merken, es gibt für diese Situation kein Patentrezept, Sie müssen selbst eins entwickeln, ausprobieren, weiterentwickeln, Rücksicht und Verbundenheit hochhalten und einfach sehr eng kooperieren. *Bon courage!*

Auf einmal ekelt mich meine Partnerin an. Was hat das zu bedeuten?

Den Menschen, von dem wir einst nicht genug bekommen konnten, zutiefst abstoßend zu finden, tut weh und berührt ein Tabu. Höchste Zeit, der Geschichte, die zum Ekel führte, eigenverantwortlich auf den Grund zu gehen.

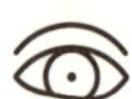

Magdalene G., 48 Jahre Ich kann meine Partnerin – wir sind zwölf Jahre zusammen und haben eine Tochter – nicht mehr riechen. Kleinigkeiten nerven mich kolossal, zum Beispiel, wie sie kaut. Es grenzt an Ekelgefühle, was ich empfinde. Darüber bin ich bestürzt, ich wünschte, es wäre anders. Ich habe Schuldgefühle. Sie weiß das nicht, aber sie merkt, dass ich körperlich reflexhaft vor ihr zurückweiche, immer auf Abstand gehe. Natürlich muss sie das verletzen. Jahrelang hatten wir eine Fernbeziehung, ich lebte dann unter der Woche mit unserer Tochter allein, sie kam am Wochenende zu uns. Das war oft stressig für mich. Aber noch schwieriger scheint es zu sein, jetzt unter einem Dach zu leben. Wie lässt sich mein Empfinden verändern?

Vorab: Fernbeziehungen mit Kind sind eine Belastung für alle Paare. So viele Erwartungen, so geringe Spielräume, so qualitativ verschiedene Lasten. Kehrt die Partnerin dann in den Hausstand zurück, braucht es eine bewusste Neuverhandlung der Beziehung und des alltäglichen Miteinanders. Dank und Ausgleich. Toleranz für Nähe-Distanz-Konflikte. Es muss sich nicht einfach ein Empfinden verändern, sondern die Beziehung braucht eine Revision.

Nicht riechen können, sich ekeln – das sind vehemente Empfindungen, die sich schlecht steuern lassen. Das genau bestürzt Sie vermutlich. Ganz ehrlich: Prognostisch sind sie für Ihre Paarbeziehung eher ungünstig. Sie bringen zum Ausdruck, wie sehr Ihre Partnerin bereits zum unangenehmen Reiz für Sie geworden ist. Um Veränderungsmöglichkeiten auszuloten, wäre eine reflektierende Rückschau auf die letzten Jahre Ihrer Beziehung hilfreich. Dabei folge ich der Hypothese, Ekel als emotionales Endprodukt aus über längere Zeit schwelend eskalierten Konflikten zu betrachten. Wenn es einen Weg gäbe, könnte er am ehesten über die Rückverwandlung von Ekel in Ärger laufen.

Leitfrage ist also: Worüber haben Sie sich in den vergangenen Jahren wieder und wieder geärgert? Wenn Ihnen nichts einfällt (was unwahrscheinlich ist), sollten Sie sich fragen, warum Sie keinen Ärger empfunden haben. Partnerschaften organisieren sich unterschiedlich im Umgang mit Differenzen, Gerechtigkeits- und Machtfragen. Vielleicht haben Sie sich häufig über Ihre Partnerin geärgert – zum Beispiel, weil alles mit der Tochter unter der Woche an Ihnen hängen geblieben ist. Wie sind Sie mit Ärger umgegangen? Vielleicht haben Sie Ihre Verärgerung nicht als wirksam erlebt, das heißt, Ihre Partnerin war vielleicht taub dafür, oder aber Sie haben Ihren Ärger Ihrer Partnerin gegenüber gar nicht richtig ausgedrückt, weil sie ja »eigentlich« nichts dafürkonnte. Vielleicht stört Sie, dass sie jetzt, nachdem Sie jahrelang alles allein gewuppt haben, auf einmal in »Ihrem« Territorium präsent ist? Aber vielleicht käme es Ihnen unfair vor, das auszusprechen? Konfliktstile bringen wir meist aus unseren Herkunftsfamilien mit – gelernt ist gelernt. Bestimmte Gefühle waren erlaubt, andere nicht. Streiten ist für manche tabu, weil zu gefährlich oder schlicht nicht gewohnt. Vielleicht können Sie sich trauen hinzuschauen: Welche Bedürfnisse hatten Sie in der zurückliegenden Zeit, die Sie entweder selbst nicht zugelassen oder nicht oder nicht wirksam kommunizieren konnten? Und welche Konfliktstile stehen Ihnen als Paar zur Verfügung? Dürfen Sie beide Rauch in die Hütte lassen? Oder haben Sie Angst davor?

Eine kleine Aktivierungshilfe für den Fall, dass Sie wenig Wut mobilisieren können: Nehmen Sie ein Handtuch, machen Sie einen Knoten aus einem seiner Enden und stellen Sie sich fest auf den Boden. Dann machen Sie ein grimmiges Gesicht und hauen Sie viele Male fest, mit voller Power, mit dem Handtuchknotenende auf einen Sessel oder eine Matratze. Ich gebe zu, klingt etwas psycho, obschon es eigentlich mehr physio ist. Es könnte Ihnen helfen, körperlich Ihre Wut in Gang und zum Fließen zu bringen. Begleiten Sie Ihre

Schläge mit Tönen und Schreien (am besten, wenn niemand in der Nähe ist, dann sind Sie freier). Denken Sie dabei auch an unangenehme Situationen mit Ihrer Partnerin. Spüren Sie einfach, was in Ihnen passiert. Hören Sie sich selbst zu, und kommen Sie zu sich.

Wenn das vollbracht ist oder wenn Sie auch ohne diese Hilfsmaßnahme mit Wut in Kontakt gekommen sind, gehen Sie auf Ihre Partnerin zu. Lassen Sie Worte aus Ihrem Inneren entstehen und drücken Sie aus, was Sie verärgert hat, was Sie stört, was Sie vermisst haben, was Sie verletzt hat. Vielleicht entlädt sich ein Stau von Jahren. Vielleicht ebbt der Ärger auch rasch ab, und Traurigkeit tritt in den Vordergrund. Dann lassen Sie die Traurigkeit sagen, was sie zu sagen hat. Eine emotionale Konfrontation wird Ihrer Partnerin vielleicht unangenehm sein. Ein gewisses Trennungsrisiko ist da. Aber es könnte Sie beide erleichtern. Denn Dinge in Fluss bringen heißt: Es geht etwas weiter. Gefühle wahrnehmen und äußern heißt außerdem, sie zu verantworten, für die in Ihnen liegenden Bedürfnisse zu sorgen, sich selbst und Ihre Partnerin ernst zu nehmen. Ich wünsche Ihnen den Mut zur Wut.

Wie finde ich nach einer Affäre sexuell zu meiner Frau zurück?

Nach einer Affäre fängt man in der Beziehung von vorn an. Und muss lernen, dass sich Lust nicht einfach abrufen lässt und der Kopf der Erektion ziemlich im Weg sein kann.

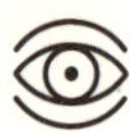

Matthias B., 43 Jahre Ich hatte vier Monate lang eine Affäre mit einer Frau, die ich in einer Bar kennengelernt hatte. Der Sex war aufregend, und ich fühlte mich auch sonst gut mit ihr. Meine Ehe hat das für mich aber nie infrage gestellt. Mit der Zeit litt ich unter dem Doppelleben und habe die Geschichte vor sechs Wochen beendet. Meine Frau weiß nichts davon. Ich finde sie immer noch attraktiv. Beim Sex mit ihr kann ich aber komischerweise seit dem Ende der Affäre keine Erektion mehr aufrechterhalten. Das stresst mich. Woran kann das liegen, und was kann ich tun?

Der erigierte Penis ist entgegen allen Mythen keine verlässliche Größe in einem Männerleben. Das Alter und eine Vielzahl körperlicher Erkrankungen sowie Medikamente gehen mit verminderter Erektionsfähigkeit einher. Ein Großteil der männlichen Bevölkerung erlebt zudem temporäre oder situative Erektionsschwächen ohne körperliche Ursache. Wenn Sie lediglich beim Zusammensein mit Ihrer Frau in dieser speziellen Lebenslage die Erektion vermissen, zählen Sie vermutlich zu der letztgenannten Gruppe. Sollte der Zustand länger andauern, wäre es allerdings gut, ihn medizinisch abzuklären.

Aus einer situationsgebundenen wird nur dann eine andauernde Störung, wenn ihr viel Bedeutung beigemessen wird und Sie sich unter Druck setzen. Dann kommt es zu Stress, der die Erektion über das vegetative Nervensystem erst recht hemmt. Der Teufelskreis ist damit perfekt: Je mehr Sie sie wollen, desto weniger stellt sie sich ein. Um sich darin nicht zu verfangen, benötigen Sie kurz gesagt Akzeptanz, Entspannung und Genuss. »Haha«, werden Sie sagen, »da bin ich auch schon draufgekommen. Nur leider hört der Penis nicht auf mich!« Also bleibt Ihnen nichts anderes übrig, als ihm zuzuhören. Wenn Sie ihn fragen könnten, warum er derzeit im sexuellen Zusammensein mit Ihrer Frau nicht mitspielt, was hätte er zu sagen?

Affären gehen oft mit sexueller Weiterentwicklung einher. Ihr Penis könnte also zu Protokoll geben: »Der Sex mit der anderen Frau war viel erregender. Ich trauere noch um den Verlust.« Er könnte auch klagen: »Ich fühl mich hier ganz schön in die Enge getrieben. Du gehst fremd, lebst jetzt mit einer Lüge, und ich soll skrupellos so tun, als wäre nichts gewesen? Da mache ich nicht mit.«

Was immer er zum Ausdruck bringt, die Erkenntnis wird sein: Sie können mit Ihrer Frau nicht einfach weitermachen. Ob Sie die Affäre nun bekennen oder verschweigen, Sie sind nicht mehr der Alte. Sie schlagen ein neues Kapitel der (sexuellen) Beziehung zu Ihrer Frau auf. Wer wollen Sie darin sein? Wie viel Zeit geben Sie sich, um von den Außenerfahrungen Abstand zu gewinnen und wieder in der Beziehung anzukommen?

Beginnen Sie bei der Selbstbefriedigung und nutzen Sie die dort gegebene Unabhängigkeit von Außenerwartungen: Verzichten Sie auf pornografische Stimuli und auf Erinnerungen an die Affäre, achten Sie einfach nur auf Ihre Körperempfindungen. Wie reagiert Ihr Penis? Wie erregen Sie sich körperlich? Dabei allmählich wieder an Ihre Frau zu denken, ohne dass sie real anwesend ist, erlaubt Ihnen herauszufinden, welches innere Bild von ihr Ihnen hilft, sie erregend zu finden. Sie können sich sogar vorstellen, Sie hätten beim Sex mit ihr eine Erektion und würden in Sie eindringen. Wäre das eine schöne Vorstellung, oder regt sich ein Widerstand? Wie gehen Sie gedanklich mit den Widerständen um?

Falls Sie dafür offen sind, könnten Sie sich in der Paarsexualität einige Male mit einem Medikament wie Viagra behelfen. Manchen Männern nimmt es den Stress und verhindert den beginnenden Teufelskreis. Es hilft über die Schwelle und kann dann wieder abgesetzt werden.

Zuletzt verrate ich Ihnen noch den Pfad für Fortgeschrittene: Er führt über die Erkenntnis, dass Sie auch ohne steifen Penis ein interessierter und interessanter Liebhaber sein können. Wenn Ihre Frau spürt, dass Sie sie wirklich genießen, wird ihr der Penis wenig fehlen, weil sie sich begehrt fühlt. Sie dürften in leidenschaftlicher Ruhe damit beginnen, ihren

Körper neu zu erobern. Wie spüren Sie Erregung, ohne dass Ihr Penis als Solist in Erscheinung tritt? Wie atmen Sie tief und bewegen sich so, dass es sich gut anfühlt? Wo sind Ihre Gedanken? Der Nebeneffekt dieses Genussprojektes könnte die Entspannung sein, die es vegetativ braucht, um eine Erektion möglich zu machen.

Soll man einer Frau sagen, wo ihr Mann überall baggert?

Im Internet kann man sich alles trauen. Schwierig wird es aber, wenn man dort Sexangebote von jemandem bekommt, den der Freundeskreis als mustergültigen Ehemann kennt.

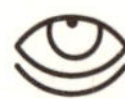

Carla F., 37 Jahre Ich bin auf einer Datingplattform angemeldet und habe da neulich die Avancen eines Mannes abgewehrt, der mich ziemlich ordinär (»Na, du bist doch auch chronisch untervögelt!«) angeschrieben hat. Dieser Mann hat sich neulich auf einer Party als Ehemann einer entfernten Bekannten herausgestellt. Ich weiß nun nicht, ob ich etwas sagen soll. Meine Freundinnen finden, ich müsste es der Frau aus Solidarität erzählen. Die Männer, die ich um Rat gefragt habe, sagen, dass ich mich da auf keinen Fall einmischen sollte. Was wäre am besten?

Ihre Zuschrift fällt unter die Rubrik Gewissensfragen. Diese sind meistens nicht eindeutig zu beantworten, wie die sehr unterschiedlichen Empfehlungen der von Ihnen befragten

Frauen und Männer veranschaulichen. Da auch ich keine Instanz bin, bleibt Ihnen nur die Suche nach einer an Ihren eigenen Werten orientierten und hinsichtlich der Folgen abgewogenen Position.

Der Kontext des Geschehens, das Internet, spielt hier eine besondere Rolle. Onlinedating ist auch deshalb eine so spannende Sache, weil es eine Schnittstelle zwischen virtuellen und realen Räumen ist und ein unscharfes Feld von zunächst anonymen, aber potenziell höchst persönlichen oder sogar intimen Kontakten bildet. Wir sind dort zugleich geschützt und ungeschützt.

Sie sind zunächst aus der relativen Anonymität des anderen heraus unsittlich berührt und dann durch die zufällige Begegnung auch noch unfreiwillig vom virtuellen in den realen und persönlichen Raum gezerrt worden. Letzteres gilt auch für den Mann, falls ihm auf dem Fest ebenfalls dämmerte, mit wem er es zu tun hatte. Falls.

Es ist keine Neuigkeit, dass Menschen sich im Internet oft mehr trauen als im echten Leben und Grenzen überschreiten. Sie tun dies oft in der Annahme, dass dies keine realen Konsequenzen haben werde. Unklar bleibt dabei, ob lediglich Fantasien durchgespielt werden oder ob die Person handeln will. Es könnte sein, dass es den besagten Mann anmacht, im Internet Spielchen zu spielen. Es könnte auch sein, dass er sich mit anderen Frauen trifft und seine Partnerin betrügt. Auch wäre es möglich, dass sie es weiß und die Eskapaden duldet oder dass sie eine Ahnung hat, der sie aber nicht nachgeht. Der Punkt ist: Sie wissen es nicht.

Und damit kommen wir zur Frage der Verantwortung. Besteht Ihre Verantwortung darin, die Frau vor ihrem Mann zu warnen? Verstehen Sie mich richtig: Ich schätze Frauensolidarität sehr! Dennoch frage ich mich, ob Sie diesen gut gemeinten Vorstoß verantworten könnten. Schließlich überträten Sie damit ebenfalls eine Grenze, und zwar die in den Intimraum eines Paares, dem Sie nicht freundschaftlich verbunden sind. Wäre die Frau eine enge Freundin, würde dieses Gemenge direkt Ihre Beziehung zueinander betreffen; es hätte andere Auswirkungen und für Sie selbst einen anderen Klärungsbedarf. So aber würden Sie aus relativ großer Distanz eine Tür aufstoßen, ohne dass Sie die Folgen für die Betroffenen abschätzen könnten. Und darin sehe ich ein Moment der Anmaßung. Kein Mensch weiß, ob die Frau es Ihnen danken oder Sie wegen der Enthüllung verteufeln würde. Weder das konstruktive noch das destruktive Potenzial einer solchen Information lässt sich absehen.

Nichts zu sagen würde in meinen Augen eben auch bedeuten, dass Sie außer Ihren Prinzipien auch die Folgenverantwortung im Blick behalten.

Eine Adresse gäbe es allerdings schon, an die ein Appell ergehen könnte: Warum konfrontieren Sie nicht den Mann? Dazu hätten Sie das Recht und die Grundlage. Er wurde auf dem Portal sichtbar. Sie fühlten sich von ihm unangenehm angemacht. Er wurde auch auf der Party sichtbar und hat Sie damit gleich noch einmal in die Bredouille gebracht. Sie könnten ihm klarmachen, dass Sie über seine Identität und seine Ehe Bescheid wissen, und, wenn es für Sie wichtig ist, kundtun, was Sie davon halten.

Damit würden Sie die Verantwortung bei ihm lokalisieren und nicht bei sich. Sie hätten Ihre eigenen Werte und Grenzen unmissverständlich formuliert und klargestellt, was durch diese beiden Vorkommnisse angetastet wurde: Ihre Würde und Ihre Privatsphäre.

Wie lerne ich, die Erinnerung an sexuelle Gewalt zu bewältigen?

Wer schlechte Erfahrungen gemacht hat, fühlt sich bei erotischen Berührungen oft unwohl. Es hilft, den neuen Partner als Komplizen zu gewinnen – um wieder zu vertrauen.

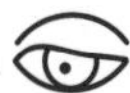

Annika, 21 Jahre Ich habe beim Sex mit Männern immer wieder schlechte Erfahrungen gemacht, wurde auch vergewaltigt. Mit meinem jetzigen Freund fühle ich mich insgesamt sehr wohl. Ich fürchte mich aber trotzdem vor dem Sex und fühle mich bei erotischen Berührungen unwohl, obwohl ich ihm voll und ganz vertraue. Allein mit ihm nackt zu sein, ist nicht einfach für mich. Manchmal wird mein ganzer Körper starr, und ich empfinde gar nichts mehr. Wenn ich mich dann doch mal fallen lassen kann, fange ich unweigerlich an zu weinen. Wie kann ich diese Angst besiegen und damit umgehen?

Ich danke Ihnen sehr für Ihre Zuschrift, denn der Umgang mit den Folgen sexueller Gewalt in der späteren Sexualität ist ein Thema, das viele Frauen und Männer betrifft. Darüber offen zu sprechen, trägt dazu bei, dass sich Betroffene weniger allein fühlen.

Die Reaktionen Ihres Körpers und Ihrer Psyche bei Nacktheit und sinnlicher Berührung sind sehr nachvollziehbar. Bedrohliche Erfahrungen, die uns verletzen, demütigen und gegen die wir uns nicht zur Wehr setzen können, bleiben in unserem Gedächtnis gespeichert. Manchmal genügt nur ein einziger Reiz, um nicht nur unsere Erinnerungen an die schlimme Situation in Form von Bildern zu wecken, sondern auch automatische Gefühls- und Körperreaktionen hervorzurufen: zum Beispiel Ohnmacht, Angst, Ekel oder das Gefühl »einzufrieren«. Manche Menschen spüren bestimmte Körperregionen nicht mehr. Andere beschreiben, dass sie bei bestimmten Reizen dissoziieren, das bedeutet, ihre Wahrnehmung spaltet sich vollständig von der Situation ab. Wichtig ist zu verstehen, dass diese automatischen Abläufe Schutzreaktionen waren, um in der ursprünglichen Situation überleben zu können. Als solche brauchen sie Verständnis und Würdigung. Sie können nicht mit Willenskraft übergangen oder überwunden werden. Das merken Sie selbst.

Zugleich kontrollieren diese Schutzreaktionen Sie in einer Situation, in der Sie gerne freier wären. Verlangen Sie nicht von sich, diese Schwierigkeit allein zu lösen, dafür gibt es professionelle Unterstützung. Falls Sie für eine Traumatherapie offen sind, würde ich Ihnen empfehlen, bei der Wahl der Therapeutin darauf zu achten, dass diese mit den körperlichen Aspekten beziehungsweise körperbasiertem Arbeiten vertraut ist. Ich höre häufiger von Frauen, dass sie auch nach erfolgter Therapie an der Schwelle zur Sexualität nicht weiterkommen, dass sexuelle Berührungen oder bestimmte Sinneseindrücke im Zusammenhang mit dem Berühren des eigenen Körpers weiterhin automatisch Angst und Abwehrreaktionen triggern. Ebenso andere visuelle Reize, die Vorstellung vom eigenen Körper, der Penis des Partners oder auch Gerüche. Das kann sehr frustrierend sein, auch weil die Sexualität für die meisten Menschen in unserer Kultur einen zentralen Bestandteil der Zweierbeziehung darstellt. Es ist nicht einfach, eine Partnerschaft zu führen, die den Körper ausklammert. Die Sehnsucht nach einem Sexualleben frei von diesen Störungen ist oft groß.

Mein erster Rat an Sie ist: Weihen Sie Ihren Partner ein und gewinnen Sie ihn als Komplizen. Er muss wissen, was bei Ihnen läuft, damit er die Chance hat, Ihre Grenzen zu respektieren und zugleich die Zone der nächsten Entwicklung achtsam mit Ihnen zu beschreiten. Falls Sie eine Therapie zum jetzigen Zeitpunkt nicht wünschen oder wenn Sie bereits in Behandlung sind, aber körperlich nicht weiterkommen, ist zu überlegen, was Sie selbst ausprobieren können. Bitte wenden Sie keinen meiner Vorschläge blindlings an, sondern prüfen Sie ganz genau, was für Sie passt! Vom Prinzip her geht es darum, dass Sie die Schutz- und Angstreaktionen Ihres Organismus ganz langsam verändern lernen oder behutsam prüfen, wie weit dies möglich ist.

Die Wahrscheinlichkeit einer Schutzreaktion ist vielleicht höher, wenn Sie passiv Berührung empfangen oder still in Ihren Körper hineinspüren. Falls dem so ist, können Sie eine Antiohnmachtsstrategie anwenden, die im Wesentlichen in eigener aktiver Bewegung besteht: Sie bestimmen die Grenzen, Sie bestimmen die Richtung, Sie bestimmen Kraft, Nähe und Abstand. Das ist wichtig! Viele Sportarten, Tanz, Gymnastik, Yoga und in besonderer Weise die Feldenkrais-Methode bieten die Möglichkeit, den Körper in aktiver Eigenbewegung bewusst wahrzunehmen. Ehe Sie die Paarsexualität ins Auge fassen, wäre wichtig, dass Sie selbst die Erste sind, die Ihren Körper ansieht und berührt, auch sexuell berührt. Sie können am besten spüren, was Ihr Körper toleriert, mag, verlangt. Er ist Ihr Hoheitsgebiet. Sie können in Ruhe spüren, wo Berührungen angenehm sind, wo Sie stocken, wann Sie aufhören zu atmen oder sich verkrampfen. Und dann halten Sie inne und erinnern sich daran, dass Sie frei sind, atmen dürfen, sich vielleicht rekeln, kraftvoll auftreten, an angenehmere Orte zurückkehren, spüren, dass Sie lebendig und unversehrt sind.

Wenn Sie lernen, sich wohlwollend zu berühren, und Ihr Körper sich darauf einlässt, entstehen mit der Zeit andere neuronale Verbindungen, die einen positiven Körperbezug und Bewegungsmöglichkeiten aus dem Erstarren hinaus festigen. Tränen sind beim Sex vielleicht irritierend, aber begrüßenswert: Sie bringen etwas in Fluss, sie bringen Sie mit sich selbst in Kontakt, Sie spüren dabei Ihre Traurigkeit, Spannung, die sich löst, oder verschiedene andere Emotionen. Interessant ist, was nach dem Weinen angenehm ist, wie es weitergeht.

In der Paarerotik dürfen Sie sich vom klassischen Ablauf mit Koitus erst einmal experimentell entfernen und den Spielraum ganz weit anlegen. Mit Ihrem Partner könnten Sie beispielsweise tanzen – und Sie führen. Hier sollten Sie genau aufpassen, welche Aktivitäten noch im Okaybereich sind und welche Ihnen gar nicht passen. Die gesamte erotische Situation lässt sich hilfreich gestalten: Wie wohl fühlen Sie sich mit Nacktheit? Wenn Sie den Schutz von Kleidung brauchen, bleiben Sie bekleidet. Welche Gerüche sind hilfreich, welche sind in Ordnung, welche triggern Unangenehmes? Welche Musik erinnert Sie an das sichere Hier und Jetzt? Worauf können Sie Ihren Blick, Ihre Ohren, Ihre Berührungen richten, damit Sie dessen versichert sein können, dass Sie in einer kontrollierbaren, sinnlich angenehmen Situation sind? Wie kann Ihr Partner Sie darin konkret unterstützen? Wie ist es, wenn Sie ihn aktiv berühren? Wie geht es Ihnen mit verschiedenen Körperhaltungen und -stellungen mit ihm im Kontakt?

Stehen Sie, wenn das Sitzen oder Liegen sich zu riskant anfühlt. Es kann auch sehr interessant sein, sich nur beinahe zu berühren. Kennen Sie dieses Spiel? Sie stehen sich gegenüber und bewegen die Handflächen aufeinander zu, bis sie sich fast berühren, halten dann aber inne, als sei eine unsichtbare Glasscheibe oder ein kleiner magnetischer Widerstand zwischen Ihnen. Dann vollführen Sie Bewegungen mit den Händen, den Armen und dem Körper entlang dieser imaginären Glasscheibe, und Ihr Partner folgt spiegelbildlich, lässt sich von Ihnen führen. Wichtig ist, dass Ihr Partner Bescheid weiß und signalisiert, inwiefern er bereit ist, mit Ihnen eine behutsame Allianz auf dem Weg einzugehen, sodass Sie sich auf ihn verlassen können, auf seine Berechenbarkeit, seine Achtsamkeit und seine Beherztheit. Ich wünsche Ihnen, dass Sie kleine Schritte ausprobieren können und wenn die kleinen Schritte zu groß sind, dass Sie sich Hilfe holen und erst recht verständnis- und liebevoll mit sich selbst umgehen werden.

Zerstört meine Eifersucht unsere Liebe?

**Die eine plagen Verlustängste,
der andere fühlt sich zunehmend gefangen.
Was für ein Dilemma!
Kann Eifersucht nicht auch positiv sein
und die Leidenschaft befeuern?**

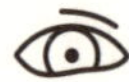

Andrea W., 37 Jahre Ich bin eifersüchtig. Das ärgert mich, aber ich kann es nicht abstellen. Mein Freund ist sehr gut aussehend und weiß das auch. Er flirtet gern. Das war schon immer so. Als wir uns ineinander verliebten, waren wir beide noch in anderen Beziehungen, das heißt, wir kamen heimlich zusammen. Nach einer Weile entschieden wir uns zu dem Schritt, selbst das Paar zu werden. Das war nicht leicht für alle Beteiligten, aber richtig. Die Beziehung ist auch nach einem Jahr noch recht intensiv. Aber meine Eifersucht war von Anfang an hellwach. Mein Freund fand es erst süß, jetzt wird er so langsam ärgerlich. Mir ist klar, dass ich ihn nicht kontrollieren oder ihm eine Szene machen darf, sonst fühlt er sich gefangen und will weg. Aber wie werde ich die Eifersucht los?

Das grünäugige Monster hat Sie erwischt. Sie sind nicht die Einzige, die es kennt: In der Literatur, der Oper und der Mordstatistik spielt die Eifersucht eine Hauptrolle. In ihren lebensvernichtenden Auswüchsen gehört sie geahndet und behandelt. Aber auch ohne Dolch und Raserei kann sie Beziehungen zerstören, denn wer kann noch mit seinem Partner zusammen sein, wenn die Eifersucht ihr erstickendes Netz über ihn gelegt hat? Im Extremfall entzieht sie der Beziehung eine überlebenswichtige Grundlage: die Freiheit des Einzelnen und die Achtung voreinander. Wer einmal betroffen war, kennt die Ohnmacht dieser Dynamik für beide. Der Eifersüchtige fürchtet den Verlust und agiert vereinnahmend bis verfolgend. Der andere ist gefangen, denn er oder sie kann ja schlecht etwas beweisen, das nicht ist. Meistens kommen sie an einen Punkt, an dem die Beziehung zum Gefängnis und letztlich unmöglich wird.

Auch Sie wissen, dass sich die Eifersucht anfühlt wie eine Kraft, die Sie in sich nicht zur Ruhe bringen können. Sie sind Opfer dieses Leidens und fürchten seine zerstörerischen Folgen. Gleichzeitig handelt es sich auch um eine Leidenschaft! In den Eifersuchtsschmerzen spüren Sie intensiv, wie sehr Sie Ihren Freund lieben und begehren. Was soll daran verkehrt sein?

In manchen Kulturen gehört das zum Beziehungsspiel und drückt Leidenschaft und Habenwollen aus. Bei uns gilt der Eifersüchtige als schwach und unfähig, sich zu kontrollieren. Wer es nötig hat, eifersüchtig zu sein, steht im Verdacht, ein zu geringes Selbstwertgefühl zu besitzen. Autonomie hingegen gilt als Ideal in einer individualistischen Gesellschaft mit der Anforderung, möglichst unabhängig zu sein.

Ja, Selbstliebe und Selbstachtung sind elementar wichtig, damit wir stabile Beziehungen führen können und unser Wohl und Wehe nicht allein vom Partner abhängig machen. Zugleich sind wir als Beziehungswesen nun einmal wechselseitig voneinander abhängig. Wenn wir lieben, machen wir uns verwundbar. Wir schenken unser Herz und spüren gleichzeitig, dass wir nicht sichern können, was unser Geliebter damit macht. Er oder sie kann jederzeit gehen oder sich jemand anderem zuwenden. Im Gründungsmoment Ihrer Beziehung liegt diese Mahnung als Hypothek, denn Sie haben sich, pointiert gesagt, als Fremdgeherin in einen Fremdgeher verliebt. Sie müssen also einkalkulieren, dass in Ihrer Beziehung die Unschuld vom ersten Tag an dahin war.

Das ist vielleicht nicht angenehm, aber hat auch sein Gutes. Ängste, die alle plagen, spüren Sie vermutlich klarer, und nicht nur die Ängste, sondern die realen Risiken. Wenn Ihr Freund ein Flirter ist, gibt er Ihnen ja auch immer wieder Anlass, genau das zu spüren: Keine Beziehung ist in ihrer Exklusivität sicher. Der Evolutionspsychologe David Buss beschreibt in seinem Buch *Wo warst du? Vom richtigen und falschen Umgang mit der Eifersucht* die positiven, für die Arterhaltung nützlichen Aspekte der Eifersucht. Wir spüren sie als Gefahrensignal und zeigen unserem Partner damit: Ich finde dich höchst attraktiv. Du bist mir wichtig, ich will dich nicht verlieren. Bleib bei mir! Also warum die Eifersucht loswerden wollen? Bekämpfen Sie sie nicht, achten und kanalisieren Sie sie als eine Facette Ihres Begehrens!

Das Kanalisieren ist aber wichtig, damit Ihr Freund in der Partnerschaft noch atmen kann. Hier suchen Sie zu Recht nach Möglichkeiten der Selbstregulation. Diese setzt voraus,

Selbst-
liebe und
Selbstachtung
sind elementar
wichtig, damit
wir stabile
Beziehungen
führen
können
und
unser
und unser
Wohl
und Wehe
nicht allein
vom Partner
abhängig machen.

dass Sie sich selbst gut begreifen und Verantwortung für Ihre Gefühle übernehmen.

Als Experiment könnten Sie den Spieß umdrehen. Nicht das Gefühl kontrolliert Sie, sondern Sie entscheiden sich dafür oder dagegen: Leben Sie eine Woche lang das Leben einer null Eifersüchtigen, die voll ins Vertrauen geht. Und schauen Sie, wie es Ihnen dabei geht, wie Sie Ihren Freund sehen, wie die Beziehung läuft. In der Woche danach leben Sie das Leben einer stark Eifersüchtigen. Misstrauen Sie ihm auf Schritt und Tritt. Und schauen Sie wieder, wie es Ihnen dabei geht.

Wenn Sie tiefer gehen möchten: Was genau ängstigt oder schmerzt Sie? Welche Momente sind es? Was entsteht dann in Ihnen? Manchmal gibt es Muster im eigenen Leben. Sollten Sie bereits verlassen worden sein oder unsichere Bindungsbeziehungen erfahren haben, wäre Ihre Reaktion besonders naheliegend. Leichter gesagt als getan: Hier wäre eine Runde Selbstliebe dran, das heißt, Sie sollten versuchen, diesen verletzten Teil in Ihnen selbst anzuerkennen und zu trösten. Was das bringt? Wenn es gelingt, sind Sie nicht mehr nur eine eifersüchtige Frau, sondern eine Frau mit vielen Facetten, von denen eine einzige diese Verletzlichkeit ist. Sie wären dann zugleich die Verletzte und diejenige, die die Verletzte versorgt, und hätten zu Ihrem eifersüchtigen Impuls etwas mehr Abstand. Das wiederum hieße, dass dieser Impuls Sie weniger deutlich bestimmen würde.

Also: Achten Sie die Eifersucht, drehen Sie die Medaille dieser gefährlichen Passion aber auf ihre helle Seite. Die Formel dafür hieße: dem Gefühl trauen, sich selbst etwas Halt geben, Grenzen klar kommunizieren und dann, statt klammern, verführen.

Wieso bin ich immer viel zu schnell am Ziel?

Es kann sein, dass ein Mann seine neue Freundin einfach zu aufregend findet. Aber Erotik ist nun mal kein Finishing – sondern die Kunst des Spannungsaufbaus.

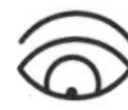

Tim S., 28 Jahre: Nach einiger Zeit als Single habe ich seit drei Monaten eine neue Freundin. Ich finde sie umwerfend und bin krass verliebt. Was mich allerdings völlig zur Verzweiflung treibt: Jedes Mal, wenn wir Sex haben und mein Penis in ihre Vagina gelangt, ejakuliere ich sofort. Ich kannte das Problem bisher nicht. Es ist mir unglaublich peinlich. Ich versuche mich zu kontrollieren, aber es geschieht einfach. Natürlich mimt sie Geduld, aber wie lange noch? Was kann ich tun?

Der frühzeitige Samenerguss, also die Ejakulation nach nur wenigen Bewegungen des Penis in der Vagina, kann von vielen Faktoren beeinflusst sein. Manche Männer haben ihr Leben lang damit zu tun, dann können genetische und neurophysiologische Einflüsse mit hineinspielen, chronisch hohe Anspannung ebenso. Bei Ihnen klingt es eher nach einem situationsbedingten Phänomen, und die Situation an sich ist unglaublich schön: Sie sind bis über beide Ohren verliebt!

Das Bild des sexuell in jeder Lebenslage kontrolliert potenten Mannes ist zwar immer noch beliebt, aber weder realistisch noch nützlich. Ich weiß nicht, ob Sie es gern hören, wenn ich Sie als empfindsamen Mann ansehe, dessen Organismus im Einklang mit seinem Erleben funktioniert. Sie erleben eine besondere (genitale) Ausdrucksform davon: Möglicherweise zeigt Ihre unmittelbare Entladung, wie begeistert Sie von Ihrer Partnerin sind. So begeistert, dass Ihr Verlangen mit Ihnen durchgeht.

In einer neuen Beziehung, zumal wenn sie besonders wichtig ist, bewegen wir uns gefühlt am Abgrund: Liebt sie mich? Will sie mich wirklich? Nimmt sie mich rückhaltlos an, so wie ich bin? Bin ich ein guter Liebhaber in ihren Augen? Kann ich sie befriedigen? Erregung, Aufregung und Anspannung gehen fließend ineinander über. Ihr Organismus ist im Stress und reagiert mit entsprechenden Reflexen. Er ist aber nicht nur im Stress, sondern Ihre Aufmerksamkeit ist vermutlich ganz stark auf Ihre Partnerin und deren Schönheit, Sexyness und vor allem ihr Wohlbefinden gerichtet. Das ist einerseits toll. Andererseits sind Sie dann nicht hinreichend bei sich. Wieso sollten Sie das sein? Damit Sie spüren, was in Ihrem eigenen Körper los ist. Nur wenn Sie von einem frühen Zeitpunkt an bewusst wahrnehmen, wie angespannt oder wie erregt oder beides auf einmal Sie sind, haben Sie die Chance, damit aktiv umzugehen.

Zunächst würde ich zur Freundin sagen: »Ich muss mich erst an deine wundervolle Anwesenheit gewöhnen. Ist das okay? Darf ich mich darin üben, dich mit mehr leidenschaftlicher Ruhe zu genießen?« Wenn sie Sie liebt und halbwegs selbstbewusst ist, wird sie dann lachen und Ja sagen. Wenn sie darüber hinaus noch erotisch klug ist, wird sie Ihnen helfen zu pausieren, zu atmen, Zeit zu nehmen und eine ganz eigene Choreografie mit Ihnen entwickeln.

Sie selbst können Folgendes tun: Sport und Entspannungstechniken schaden nie, um das generelle Anspannungsniveau zu senken. Vor allem geht es aber ums Üben. Üben Sie, Ihren Erregungsverlauf bewusster wahrzunehmen und Ihren Körper so einzusetzen, dass Sie die Spannung halten und gleichzeitig immer wieder ein wenig loslassen können. Beginnen Sie bei der Selbstbefriedigung. Vermutlich fällt es Ihnen dort leichter, den Spannungsbogen zu verlängern. Spielen Sie mit der Erregung. Beobachten Sie, wie Sie das machen. Ganz wichtig ist es, die eigene Erregungskurve von Beginn an zu spüren, nicht erst kurz vor dem berühmten »Point of no return«, denn der heißt nicht umsonst so, dann ist es zu spät, weil unwillkürliche Reflexe am Werk sind.

Woran spüren Sie zuerst, dass Sie erregt sind? Und angenommen, Sie wollten diese Erregung nur ganz langsam stärker werden lassen, wie machen Sie das? Vielleicht lenken Sie Ihre Gedanken zwischendurch auf weniger erregende Aspekte. Körperlich hilft es, eine Stimulationspause einzulegen und die Atmung tief bis in den Beckenraum sinken zu lassen, damit dieser sich entspannen und die sexuelle Energie sich breiter verteilen kann. Legen Sie mal die Hand auf Ihren Unterbauch. Hebt und senkt er sich mit Ihrer Atmung? Dann stimmt die Richtung. Wenn Sie Ihr Becken bewegen und die Beckenboden-, Po-, Bauch- und Beinmuskulatur sowie den Rumpf immer wieder lockern, hat das einen ähnlich günstigen Effekt.

Mit der Zeit können Sie bei der Masturbation gezielt intensive Fantasien mit Ihrer Angebeteten hinzuziehen – das ist dann der Labortest. In der Paarsexualität wäre es möglich, mit anderen Praktiken und verschiedenen Stellungen zu experimentieren, in denen Sie Ihren Körper an Ihrer Partnerin und irgendwann auch mit dem Penis in ihrer Vagina besonders gut bewegen und entspannen können. Genießen Sie die Stadien vor dem Eindringen ganz bewusst, und atmen Sie auch dort tief, legen Sie sich zum Beispiel auf den Rücken oder stehen Sie. Spüren Sie vor allem immer wieder vor, während und nach der Begegnung bewusst in sich hinein. Auch eine Zeit nach einer raschen Ejakulation eine zweite, entspanntere Runde einzuläuten, kann sinnvoll sein.

Erotik ist kein Ziellauf, sondern Tanz und Spiel. Dazu gehören Schritte, Pausen, Runden, Rhythmen, Überraschungen, Wendungen, Stille und Bewegung. Tanzen und spielen Sie miteinander und geben Sie sich Zeit, dann wird es gut.

Passt mir dieser Penis nicht?

**Zu klein? Zu groß?
Unvereinbarkeit ist sehr selten bei der Penetration.
Sexuelle Passung ist keine bloße Frage
der Anatomie – sondern ein Austarieren
vieler Faktoren.**

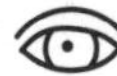

Wanda A., 27 Jahre Ich hatte bislang kaum penetrierenden Sex. Nun habe ich einen Mann kennengelernt, mit dem das möglich werden könnte. Mich beschäftigt eine sehr grundsätzliche Frage: Kommt es oft vor, dass ein Penis anatomisch zu groß ist für eine Vagina, oder ist das sehr selten? Ich weiß es nicht genau, habe aber etwas Sorge, dass er zu breit oder zu lang sein könnte.

Diese grundsätzliche Frage beschäftigt viele Frauen. In ihr klingt die Befürchtung an, dass der Koitus mehr Schmerz als Lust bereiten könnte aufgrund körperlicher Grenzen. Das soll nicht sein!

Es kann ausnahmsweise vorkommen, dass eine sehr, sehr zierlich gebaute Frau und ein Mann mit riesigem Penis zusammenkommen und damit die anatomische Passung nicht optimal gegeben ist. Auch eine extrem weite Vagina und ein sehr kleiner Penis würden eine optimale Stimulation für beide Partner erschweren. Beide Extreme sind eher selten, und wenn, ist dieser Umstand nicht mehr als eine suboptimale Voraussetzung. Sexualität ist anatomisch, hormonell und neurobiologisch angelegt. Zu einem großen Teil ist sie Ergebnis unserer Lerngeschichte im Umgang mit diesen körperlichen Voraussetzungen und damit sehr formbar zu unseren Gunsten.

Sexuelle Passung ist nicht einfach anatomisch gegeben oder nicht. Eine ganze Reihe anderer Faktoren ermöglicht eine gute Abstimmung, Erregung und Lustempfinden. Sie relativieren den Längen- oder Breitenunterschied.

Fangen wir beim Penis an. Die gute Nachricht ist, dass er zumeist einen Besitzer mit Hirn hat. Er ist somit kein stumpfer Rammbock, sondern besitzt ein Sensorium, spürt also, wo es eng, trocken oder aber weit und feucht ist. Ein Penis ist fein steuerbar. Wenn Sie Ihrem Liebhaber vertrauen und mit ihm gut kommunizieren können, tun Sie das unbedingt im Hinblick auf Ihr Empfinden. Sollte sich beim Eindringen oder davor oder danach eine unangenehme Empfindung einstellen, machen Sie das deutlich. Penisse können die Vulva streicheln, sanft antesten, ein wenig penetrieren, sich langsam vortasten, Finger und Mund als Wegbereiter voraussenden. Das macht die erotische Verständigung der Geschlechtsorgane erst interessant.

Die zweite gute Nachricht ist, dass Vulva (was Sie von Ihrem Geschlecht außen ertasten und sehen können) und Vagina (der Innenraum, der Kanal, der den Scheideneingang mit dem Muttermund, also zur Gebärmutter hin verbindet) keine passiven Öffnungen sind, in die etwas hineingesteckt wird.

Sondern ein lebendiges Organ, ein fantastisches Wunder der Flexibilität, das es sogar erlaubt, Kinder aus der Gebärmutter ans Licht der Welt zu befördern.

Nicht nur der Penis, sondern auch die weiblichen Geschlechtsorgane verändern sich bei sexueller Erregung. Vermehrte Durchblutung, Anschwellen der Schwellkörper, Feuchtwerden, ein herabgesetztes Schmerzempfinden treten ein – und der obere Bereich der Vagina wird ganz weit. Es entsteht also ziemlich viel Raum. Bei tiefem Eindringen kann der Muttermund stimuliert werden, was manche Frauen angenehm bis erregend finden. Sind die Stöße hart und werden mit einem langen Penis Stellungen ausgesucht, die besonders tiefes Eindringen begünstigen (zum Beispiel von hinten), kann das auch mal wehtun. Andere Faktoren, hormonelle oder Spannungen im unteren Bauchraum, im Verdauungstrakt oder am Rücken, können ebenfalls zu Schmerzen führen. Dann wäre ein Wechsel zu sanfteren Praktiken wichtig.

Was die Weite betrifft, so spielt die Beckenbodenmuskulatur um die Vagina herum eine zentrale Rolle. Vielleicht kennen Sie den Beckenboden vom Sport her und können ihn bewusst aktivieren und lösen, mit diesen Muskeln spielen? Er ist ein komplexeres Gebilde, als viele Frauen denken.

Wenn Sie sich vorstellen, Sie würden einen Tampon in Ihrer Vagina weiter nach oben ziehen oder sanft hinausbefördern wollen, können Sie vielleicht ein feines Muskelspiel wahrnehmen, ebenso wenn Sie versuchen, beim Pinkeln den Urinstrahl für einen Moment zu unterbrechen. Das wären zwei von vielen Arten, den Beckenboden zu spüren. Kurzum: Der Beckenboden hilft uns sehr bei der Steuerung des koitalen Geschehens. Ihn loszulassen bedeutet Weite schaffen; ihn anzuspannen bedeutet, den vaginalen Innenraum, insbesondere den unteren Teil, schmaler werden zu lassen und intensiver zu stimulieren.

Durch körperliche oder psychische Umstände kann die Beckenbodenmuskulatur dauerhaft stark angespannt sein. Manche Frauen spüren das, manchen gelingt es dadurch nicht, etwas in die Vagina einzuführen, selbst bei sexueller Erregung nicht. Oft stellt man sich den Penis unverhältnismäßig riesig vor, die Vagina winzig. Zu Recht haben sie dann Angst vor Schmerzen beim Eindringen eines Penis. Diese Symptome werden klinisch Vaginismus genannt.

Die Ursachen sind vielfältig, es lohnt sich, ihnen auf den Grund zu gehen. Die sanfte Aktivierung des Beckenbodens und ein liebevoller Umgang mit dem Geschlecht unter eigener Kontrolle sind wichtige erste Schritte. Manchmal gibt es auf der seelischen Ebene Gründe, das nicht zuzulassen. Diese sollten nicht übergangen, sondern mit sexualtherapeutischer Unterstützung bearbeitet werden.

Wo auch immer Sie stehen: Ich empfehle Ihnen, Ihr Geschlecht regelmäßig selbst zu berühren, außen und innen, und ganz bewusst die Veränderungen mit zunehmender Erregung wahrzunehmen. Spüren Sie, wie viel Raum bei Ihnen dort entsteht. Wenn Sie Lust haben, können Sie auch zuerst mit einem Dildo oder Ähnlichem die Kapazität Ihrer erregten Vagina behutsam testen. Dann haben Sie Vertrauen in Ihr Geschlecht und Ihr Geschlecht in Sie als seine Hüterin und Kennerin. Beim sexuellen Zusammensein mit Ihrem Geliebten werden Sie dann in innerem Kontakt miteinander stehen, Ihre Vagina und Sie, und zusammen eine wunderbar selbstbewusste Einheit bilden, die weiß, was sie will.

Kann man Polyamorie eigentlich üben?

Die eine liebt ihr Leben so monogam, wie es ist. Der andere fühlt sich unwiderstehlich von einer Kollegin angezogen. Wie bleibt man da als Paar fair – und ohne Verbote?

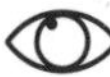

Ann-Sophie M., 24 Jahre Seit zweieinhalb Jahren führe ich mit meinem Freund (24) eine Fernbeziehung. Nach dem Ende meines Studiums werde ich in seine Stadt ziehen. Bislang konnten wir gut mit Konflikten umgehen, kommunizieren viel und ehrlich und fühlen uns beide in unserer Beziehung sehr wohl. Vor Kurzem hat er aber einen neuen Job begonnen. Unter seinen neuen Arbeitskollegen ist eine Frau, die er sehr anziehend findet. Er würde sie sowohl persönlich als auch körperlich eigentlich gern näher kennenlernen, hat mir das aber zunächst nur ehrlich erzählt, weil er gemerkt hat, dass es ihn zunehmend belastet. Gleichzeitig aber habe ich mich unter Druck gesetzt gefühlt, weil er spekulierte, dass, wenn er diese Bedürfnisse nicht ausleben könnte, er langfristig Frust verspüren könnte. Innerhalb kürzester Zeit waren wir so bei einer Grundsatzfrage. Ich möchte eher eine monogame Beziehung führen, für ihn kommt auch eine offene/polyamore Beziehung infrage. Er kann sich vorstellen, seine körperlichen Bedürfnisse ihr gegenüber einzuschränken, möchte aber trotzdem mit ihr befreundet sein. Ich wiederum verstehe seine Gefühle, mache ihm auch keinen Vorwurf und möchte ihm keine Vorschriften machen, aber bin andererseits extrem verletzt. Ich spüre Eifersucht, die ich sonst nicht von mir kenne. Mein Vertrauen zu ihm ist groß, aber dennoch habe ich Angst, wie sich das in Zukunft entwickeln wird. Für uns beide ist das gegenseitige Wohlergehen inner- und außerhalb unserer Beziehung sehr wichtig, sodass wir beide kompromissbereit sind, aber nun haben wir das Gefühl, dass einer von uns beiden immer mehr leiden würde als die andere. Wie also kann man damit umgehen, wenn eine Person eher monogam und die andere eher polyamor leben möchte?

Ihr Freund hat eine neue Bewegung vollzogen, er hat sein Bedürfnis, sich einer anderen Frau anzunähern, deutlich gemacht. Dass er nicht einfach eine Affäre mit ihr angefangen oder seinen Wunsch unterdrückt hat, zeigt, dass er sich selbst treu sein will, Sie zugleich respektiert und großes Zutrauen zu Ihnen hat. Wie schön! Weniger schön fühlt sich daran berechtigterweise an, dass Sie aus Ihrer Komfortzone in unwegsames Gelände geraten sind.

Kein Trost, aber wahr: Eine Paarbeziehung ist immer labil, auch wenn wir gern etwas anderes glauben wollen. Sie besteht aus zwei Individuen, die sich permanent verändern und immer wieder eine spannende Frage füreinander aufwerfen: Wie weit gehst du mit mir, wenn sich meine Bedürfnisse ändern? Beziehungsweise: Was machen wir, wenn sich deine Wünsche ändern, meine aber nicht? Weil für die meisten der Partner im Erwachsenenalter die wichtigste Bindungsperson ist, fühlt sich seine neue Position, seine plötzliche Fremdheit, sein mögliches Weggehen bedrohlich an. Dass Sie sich bedroht fühlen, ist also normal.

Die Paarkonstellation ist ein Ort, an dem existenzielle Risiken besonders scharf hervortreten. Genauer betrachtet, definiert ja der Ausschluss von Dritten erst das Paar. Die Abgrenzung von den Eltern und Ursprungsfamilien etabliert das neue Paar, später kommt die gelegentliche Abgrenzung von den eigenen Kindern und ihren allgegenwärtigen Bedürfnissen hinzu. Ebenso markiert die Abgrenzung gegenüber anderen potenziellen Intimpartnern die Exklusivität der Paarbeziehung. Und die bekommt automatisch ein Fragezeichen, wenn die Zweierverabredung nach außen hin geöffnet wird. Zudem handelt es sich hier um eine Wiederauflage der uralten Frage, ob die Liebe exklusiv ist, sein soll, muss, kann. Mir scheint, dass sie zu stellen seit einiger Zeit wieder salonfähig ist, und zwar nicht im Duktus der Achtundsechziger-Befreiungsrufe, sondern eher im Zeitgeist individualistischer Imperative: Sei dir selbst maximal treu, optimiere dich selbst, lebe Beziehungen von hoher Qualität.

Aber nun zum Spezifischen. Bis jetzt läuft alles genau richtig: Sie sind im Gespräch und ringen um einen Weg in einer Pattsituation, in der Ihr Bedürfnis seinem entgegensteht und umgekehrt. Ihr Freund ist derjenige, der den Beziehungsvertrag ändern möchte. Er weiß, dass Sie das nicht wollen. Also sollte er bei sich ernsthaft prüfen, was es kosten würde, den besagten Schritt nicht zu machen: Wer wäre er als Mensch, Mann und Partner, wenn er sich von dem Wunsch verabschieden würde, den Kontakt mit der Kollegin zu intensivieren? Was würde ihm fehlen, wie würde er damit leben – wenn es aus eigener Entscheidung geschähe, nicht, weil Sie es ihm kategorisch versagen würden? Sollte er sich entschließen, aus freiem Willen Ihre aktuellen Grenzen zu respektieren, wäre es an Ihnen, zu danken, zu vertrauen und zuzulassen, dass Ihr Wohlergehen ihm tatsächlich so wichtig ist.

Sollte er sofort oder im Laufe der Zeit spüren, dass er Sex oder einen freundschaftlichen Kontakt mit dieser Frau unbedingt erfahren möchte, müssten Sie einen Schritt weitergehen. Und ihn neugierig fragen: Was genau ist das Unverzichtbare oder Ersehnte in diesem Außenkontakt für ihn? Was wäre das Anziehende an der Freundschaft, was an der Erotik, das er dort erspäht zu haben glaubt? Was, glaubt er, würde die Erfahrung mit ihm machen? Was ist, wenn die Dinge sich verkomplizieren oder intensiver als gedacht entwickeln? Dies alles sind Fragen, die im Vorhinein nicht zu beantworten sind, aber dennoch gestellt werden wollen, wenn Sie den Mann an Ihrer Seite ernst nehmen.

Dann wären Sie an der Reihe, sich zu prüfen: Aus Respekt für seinen Wunsch – was könnten Sie ihm gewähren? Sie schreiben, dass Sie leiden würden. Natürlich würden Sie das. Die Frage wäre, ob Sie das Leiden vermeiden oder bejahen würden. Es ist möglich, Schmerzen aktiv zu bejahen und unangenehme Gefühle zu akzeptieren. Eifersucht wäre hier zum Beispiel ein höchst angemessenes Gefühl, Verlustangst ebenso. Manche Menschen können diese Gefühle zulassen und in der Beziehung miteinander tragen.

Es ist ein schmaler Grat, denn damit ist keineswegs gemeint, sich für den Partner zu verbiegen und eigene Bedürfnisse zu unterdrücken. Es würde heißen, etwas um des Liebsten willen auf sich zu nehmen und dennoch man selbst zu bleiben. Trotzdem kann es sein, dass Sie spüren: Mir ist klar, dass ich es nicht ertrage. Es geht nicht.

Für den Prozess, in dem Sie beide stecken, ist es hilfreich, probehalber Schritte zu wagen – zum Beispiel erst einmal weiterhin ohne Außenbeziehung – und sie in aller Verbundenheit zu besprechen. Was braucht wer? Nicht, um keinen Schmerz zu haben, sondern um mit ihm umgehen zu können. Paare, deren exklusive Verbundenheit stark ist, kommen eher zurecht als Paare, bei denen einer oder beide im Außen einen Intimitätsmangel kompensieren. Meißeln Sie nichts in Stein, kein Mensch verlangt einen Ausweis Ihres Lebensmodells, ebenso gibt es kein polyamoröses Gesangbuch und keine Beitrittserklärung im Klub der sexuell offenen Beziehungen. Folgen Sie in Runden dem Viererschritt: abwägen, entscheiden, probieren, rückkoppeln. Viel Glück!

Wie werde ich wieder hungrig auf Sex?

Zeit und die richtigen Zutaten – das braucht man für gutes Essen und für guten Sex. Was aber, wenn die eine gern zum Probieren verführt wird, aber nur der andere kocht?

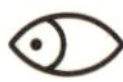

Katja F., 30 Jahre Mein Freund denkt langsam, dass ich das Interesse an ihm verloren habe, weil ich sexuell nicht mehr auf ihn zukomme. Anfangs ergab es sich immer so zwischen uns, aber wir haben uns auch nur am Wochenende gesehen. Jetzt wohnen wir zusammen, und natürlich gibt es einen Haufen anderer Dinge zu tun. Zum Beispiel habe ich einen sehr anspruchsvollen Job angenommen. Er scheint immer Energie für Sex zu haben. Ich hingegen komme gar nicht mehr auf die Idee. Das Komische ist aber: Wenn wir dann – selten – doch mal Sex haben, mag ich das und den Mann natürlich sowieso. Ich frage mich dann, wieso sich danach immer eine neue krasse Hürde aufbaut bis zum nächsten Mal. Wie könnte ich wieder mehr Appetit bekommen?

Appetit ist das richtige Stichwort. Wenn wir Sex mit Essen vergleichen, können wir über Sie sagen: Sie genießen das Menü, wenn es fertig zubereitet vor Ihnen steht und Sie bereits einen Löffel gekostet haben. Mit anderen Worten: Sie mögen Sex. Sie haben Lust an Sex. Hunger verspüren Sie im Vorhinein aber nicht. Sie kommen nicht auf die Idee, die Zutaten zu besorgen, zu kochen oder dafür extra ins Restaurant zu gehen. Vielleicht ist es zu viel Aufwand, Sie sind müde. Sie haben also keine Lust auf Sex.

Das ist eine wichtige Unterscheidung, nicht zuletzt für Ihren an seiner Attraktivität zweifelnden Partner. Mit Ihnen und ihm ist alles in bester Ordnung. Sie müssen nur in Betracht ziehen, dass die Bedingungen Ihrer Erotik sich geändert haben. Sexuelle Erregung ist weder physisch noch emotional so trivial, dass sie unter allen Rahmenbedingungen für jede und jeden funktioniert.

Als Sie noch nicht zusammengelebt haben, hatte Ihre Sexualität Rendezvouscharakter. Es gab eine klarere Trennung der Zeiten und Orte für verschiedene Bedürfnisse. Jetzt teilen Sie viel Alltag, es gibt neue und größere Stressoren, Ihr Erholungsbedarf ist gestiegen.

Damit sexuelle Erregung in Gang kommt, braucht es aus Sicht der Sexualwissenschaft zweierlei: zuerst die Abwesenheit von Stress und anderen hemmenden Einflüssen. Nur wenn wir gedanklich nicht vor dem berühmten steinzeitlichen Säbelzahntiger (alias Chef, Projektdeadline, Schwiegermutter) davonlaufen müssen, sind wir hinreichend entspannt, können unsere Sinne sich fokussieren. Wenn Sie gestresst sind, kann Ihr Freund so viele Feuerwerke entzünden, wie er will, Ihr Körper und Ihr Geist werden anderweitig beansprucht bleiben. Die große Frage lautet: Entscheiden Sie sich dafür, der Erotik hohe Priorität einzuräumen und dafür Strategien der Entspannung zu entwickeln? Diese Investitionsfrage dürfen Sie selbstverständlich auch mit Nein beantworten.

Wenn Sie mit Ja antworten, sollten Sie wissen: Entspannung ist nicht hinreichend für Erregung. Die zweite Zutat ist etwas, worauf Sie stehen. Je stärker der erotische Reiz, desto höher die Wahrscheinlichkeit, dass Sie Energie mobilisieren werden, um sich ihm auszusetzen. Sie schreiben, dass Sie die Art Sex, die Sie erleben, mögen. Welche Art Sex würden Sie lieben? Welche würde Ihnen den Verstand rauben? Nicht dass ich Sie zu ständig extravagantem Sex auffordern will, das wäre wieder anstrengend. Aber wir bleiben oft im Funktionsmodus und gönnen es uns manchmal nicht, unsere sexuellen Bedürfnisse wirklich ernst zu nehmen und eine erfüllende Begegnung anzustreben. Wie wird aus der Hausmannskost ein Gourmetmenü? Welche Grundzutaten, welche Gewürze sind Ihr Ding? Von unserem Leibgericht werden wir immer gern kosten, selbst wenn wir gar keinen Hunger verspüren, einfach des Genusses wegen.

Damit kommen wir zu einem weiteren Punkt: zur Veränderung Ihrer Erwartungen. Hören Sie auf zu erwarten, dass Sie hungrig sein und sich auf Ihren Partner stürzen sollten. Das führt zu nichts, denn dann werden Sie beide lange warten. Alternativ können Sie aus einer neutralen – aber entspannten! – Stimmung heraus selbst sexuell aktiv werden. Der Appetit kommt beim Essen. Oder auch nicht, dann nehmen Sie einen anderen Pfad. Sie könnten Ihren Partner befriedigen oder zusammen ein Bad nehmen, ihn um eine Massage bitten oder Reisepläne machen, zum Beispiel. Das klingt sehr simpel. Ist es auch, wenn die Beziehung sonst intakt und vertrauensvoll ist, wenn beide Partner von dieser Idee überzeugt sind und so flexibel sein wollen, Sex nicht als etwas Isoliertes in Ihrem Paarleben zu begreifen, sondern das kapriziöse Naturell der Erotik zu achten und sie einfach einzuladen. Es ist nur eine kleine Veränderung der Perspektive – vielleicht haben Sie ja auch Lust darauf.

Ist Sex über fünfzig nur noch eine Schmusedecke?

**Schneller, höher, weiter?
In sehr langen Beziehungen wird aus wildem Sex irgendwann eine Verabredung zum Kuscheln.
Wie kann man die erotische Sehnsucht neu stimulieren?**

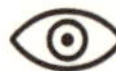

Marta S., 54 Jahre Mein Lebenspartner und ich sind seit zehn Jahren ein Paar, leben aber nicht zusammen. Sex spielte zwar nie die Hauptrolle, war aber doch wichtig für uns beide. Dann wurde ich krank. Das brachte uns aus dem Rhythmus. Er hat das alles mitgetragen, wofür ich sehr dankbar war und bin. Obgleich es mir wieder viel besser geht, haben wir den Einstieg nicht mehr so richtig gefunden. Ich kann ihn zwar noch stimulieren, habe aber darüber hinaus inzwischen wechseljahresbedingte Probleme mit vaginaler Trockenheit und Schmerzen beim Sex (trotz Feuchtigkeitssalben). Hinzu kommt, dass ich zu anderen Zeiten Lust empfinde als er (zum Beispiel ich samstagabends, dann ist er müde). Wir sehen uns am Wochenende, es kommt nicht zum Sex, und ich bin verunsichert und frage mich, ob die Beziehung noch in Ordnung ist. Man muss dazu wissen, dass meinen Partner Sex nicht (mehr) sonderlich interessiert. Er macht sich deutlich weniger Gedanken um dieses Thema als ich. Ihm ist wichtig, dass wir zusammen sind und uns auch mal ohne viel Worte gut verstehen, es geht ihm um die Beständigkeit und Zuverlässigkeit der Beziehung. Mir ist unsere Zärtlichkeit wichtig, ich liebe es zu kuscheln, ich fühle mich dann entspannt und geborgen. Es macht mir auch nichts aus, mich in seinem Arm zu stimulieren, wenn er mit mir kuschelt und ich dann Lust verspüre. Ich fühle mich ihm dabei sehr vertraut. Und eigentlich könnte das auch so okay sein – wenn ich mir nicht öfter Gedanken machen würde, ob die Beziehung so in Ordnung ist und wir nicht viel öfter kopulieren müssten. Ich gebe zu, vielleicht auch durch Artikel in Zeitschriften und Zeitungen beeinflusst zu werden, wenn Frauen meines Alters erzählen, wie wichtig ihnen Sex ist und überhaupt, was man alles tun könnte und müsste, um Sexualität in längeren Beziehungen und/oder im Alter zu erhalten. Das verursacht Druck bei mir.

Es war einmal eine Frau in den Fünfzigern. Sie lebte zufrieden mit ihrem Partner. In schwierigen Zeiten hielten sie zusammen. Gelegentlich hatten sie Sex, einige Jahre mit Penetration, ab einem gewissen Zeitpunkt ohne, im Lauf der Zeit seltener als zuvor. Sie wurden immer zärtlicher zueinander. Manchmal, wenn die Frau oder der Mann oder beide Lust dazu hatten, stimulierte sie ihn oder sich selbst, während er sie liebevoll umfing. Er selbst hatte geringere sexuelle Bedürfnisse. Es war ein ruhiges, liebevolles und sinnliches Miteinander.

Die Zeitschriften echauffierten sich über dieses Thema: »Ja, ist das denn die Möglichkeit! Es gibt Frauen, die sind erst Mitte fünfzig und kopulieren nicht mehr! Da können sie sich ja gleich begraben lassen!« Wann immer die Frau eine Frauenzeitschrift zur Hand nahm, plapperte es ihr so entgegen. Eines Tages fasste sie einen folgenschweren Entschluss: Sie kaufte sich nie wieder eine. Stattdessen lächelte sie am Frühstückstisch ihrem Partner zu, der gerade genüsslich in sein Marmeladenbrot biss. Dann begann er, sich angeregt mit ihr zu unterhalten, und dann schwiegen sie eine Weile einvernehmlich. So lebten sie glücklich bis an ihr Lebensende.

Unser ganzes Leben lang haben wir damit zu tun, äußere Erwartungen mit unserem inneren Erleben abzugleichen und für uns – je nach Lebensphase – stimmige Haltungen zu finden. Psychologische Theorien des Älterwerdens sehen im Senken von Erwartungen und im Setzen auf verbleibende Möglichkeiten ohne Hadern eine entscheidende Entwicklungskompetenz. Viele langjährige Paare gehen ähnlich wie Sie zu ruhigen sexuellen Praktiken über, die den aktuellen Bedürfnissen nach Intimität und angenehmer Stimulation entsprechen. Wann der Punkt erreicht ist, an dem wir von »schneller, höher, weiter« zu »resignativer Reife« übergehen, ist individuell. Mit dem Sex ist es tückisch – so viele Suggestionen überall, wie er zu sein hätte. Das Wichtigste ist, dass Sie einen Weg finden, die Sollwerte von Ihren ureigenen Bedürfnissen zu unterscheiden.

Es war einmal eine Frau, die war glücklich mit ihrem Partner. Ihre medial befeuerten Zweifel, ob der Beziehung angesichts ihres ruhigen Sexlebens etwas Wesentliches fehle, begegnete sie mit entschiedener Zurückweisung. Von außen wollte sie sich nicht messen lassen. Damit ging es ihr so gut, dass sie auf einmal Lust bekam zu ergründen, ob nicht doch etwas fehlte. Sie merkte, dass sie gut so weiterleben könnte, sich aber doch etwas mehr erotische Lebendigkeit wünschte. Sie wünschte sich, dass ihr Partner sie verführen möge und sich auch verführen ließe. Außerdem merkte sie, dass sie durchaus gern mal wieder einen Penis in sich hätte, aber einfach wegen der Trockenheit Abstand genommen hatte. Sie massierte ihre Vulva und Vagina von da an täglich mit feinen Ölen, um sie geschmeidig zu halten und experimentierte mit östrogenhaltigen Cremes, die ihr ihre Gynäkologin verschrieb. Außerdem suchte sie aktiv danach, was sie so antörnen könnte, dass sie davon immer noch feucht werden könnte. Sie erzählte ihrem Partner davon und ging das frivole Risiko ein, ihn zu fragen, ob er für ein kleines erotisches Projekt auf seine alten Tage noch mal zu haben sei: a) Er war dafür zu haben. b) Er war nicht dafür zu haben. So lebten sie bis zur nächsten Biegung des Lebens mehr oder weniger glücklich.

Sex ist immer ein Bedeutungsraum. Entscheidend ist, welche Bedeutungen Sie persönlich dort verorten. Für mich ist entscheidend, ob Sie persönlich die Bedeutung der Sexualität herunterrechnen, weil Sie im tiefsten Inneren entmutigt sind ob der Begrenzungen, die Sie spüren. Oder ob Sie, wenn Sie mit Ihrem Partner zusammen sind, ein Gefühl der Passung und Stimmigkeit haben, auf das Sie sich intuitiv verlassen. In welchen Momenten der Körperlichkeit fühlen Sie sich besonders gut? In welchen spüren Sie konkret einen Mangel? Hören Sie einfach immer wieder genauer in sich hinein. Woran würden Sie merken, dass Sie faktisch nicht glücklich sind mit dem, was ist? Woran machen Sie fest, dass Sie es doch sind, von Moment zu Moment? Wenn Sie dabei auf Sehnsüchte nach Begehrtwerden oder körperlich-seelischer Vereinigung stoßen, nehmen Sie sie ernst. Aber nicht, weil es in der Zeitschrift steht.

Ich verstehe, dass die Stabilität der Beziehung etwas sehr Wertvolles für Sie beide bedeutet. Stabilität ist aber nicht unbedingt statisch. Gestatten Sie daher eine letzte Frage: Wieso möchten Sie denn überhaupt mit dem Thema zur Ruhe kommen? Bleiben Sie lieber neugierig auf sich selbst. Dann können Sie vielleicht manchmal Ihre Zufriedenheit spüren und manchmal einen leisen Stachel. Über Ihre erotische Zufriedenheit gibt es keinen endgültigen Befund. Im Leben ist sowieso nichts eindeutig, und die Vorstellung von dauerhafter Zufriedenheit halte ich für wenig nützlich. Wieso sollten wir ohne Mangel leben? Wieso sollten wir mit dem Mangel weniger gut leben? Sie dürfen sich die Freiheit nehmen, beides zu sein: die zufriedene Frau und die Frau, die mehr will.

Kann es sein, dass ich sexsüchtig bin?

Wenn die Sehnsucht nach Sex bei der einen groß ist und bei dem anderen klein, wird es schwierig in der Beziehung. Gibt es ein Normalmaß sexuellen Begehrens?

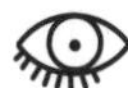

Greta S., 29 Jahre Mich würde die Frage interessieren, ab wann man als sexsüchtig gilt. Ich komme darauf wegen meiner letzten Beziehung: Mein damaliger Freund und ich hatten offensichtlich eine unterschiedliche Libido beziehungsweise ein unterschiedliches Verlangen nach Sex. Zu der Zeit unserer Beziehung war er sehr eingespannt und stand vor einer wichtigen Examensprüfung. Durch den kontinuierlichen Stress hatte er oft keine Lust auf Sex oder hat schlichtweg nicht daran gedacht. Ich auf der anderen Seite hatte im Vergleich zu ihm sehr oft Lust. Je länger unsere Beziehung lief, desto frustrierter wurde ich. Ich habe einige Male versucht, mit ihm darüber zu sprechen, aber das fiel ihm sehr schwer. Meistens war ich diejenige, die geredet hat, er blieb der passive, zuhörende Teil, der seine Meinung zu dem Thema nicht klar formulierte. Irgendwann ließ er den Begriff der

»Sexsucht« fallen. Das kränkte mich sehr und beschäftigt mich auch im Nachhinein, obwohl ich mittlerweile in einer Beziehung bin, in der mein Partner und ich sehr ähnliche Vorstellungen von Sex haben. Wir schlafen regelmäßig miteinander und reden sehr offen und ehrlich über das Thema. So ein gutes Sexualleben hatte ich noch nie. Was also bedeutet es, sexsüchtig zu sein? Sind Teile von mir tatsächlich sexsüchtig, und habe ich lediglich einen sexsüchtigen Partner gefunden, mit dem ich meine Sucht ausleben kann? Oder hat mein Ex mich etwas vorschnell als sexsüchtig diagnostiziert – vielleicht, weil er mich nicht befriedigen konnte?

»Nymphoman ist jemand, der mehr Sex will als man selbst« – so hat der Sexualforscher Alfred Kinsey die Schwierigkeit benannt, ein Normalmaß sexuellen Begehrens festzulegen. Eine Definition ist schlicht unmöglich. Das bedeutet allerdings nicht, dass nicht jede Menge Leute sich dennoch daran versucht.

Im wissenschaftlichen und klinischen Feld finden sich zum Thema sexuelle Sucht unterschiedliche Positionen. Die einen gehen fest davon aus, dass es so etwas gibt. Für sie liegt es nahe, an sexuelles Verhalten ähnliche Kriterien anzulegen wie an Süchte, die substanz- oder verhaltensgebunden sind. Auch dabei berichten Klienten manchmal, immer höhere Dosen (stärkere Pornos, häufigere Masturbation, häufigere sexuelle Begegnungen) zu benötigen, um sich noch sexuell entladen zu können. Sie berichten, dass sie dranghaft masturbieren, aber emotional nie befriedigt sind, dass ihr Pornokonsum zeitlich überhandnehme und nicht mehr kontrollierbar erscheine. Partnerschaften und Arbeitsplätze gehen verloren.

Diese Beschreibungen legen den Suchtbegriff nahe. Andere hinterfragen dieses Label allerdings und unterstreichen, dass sexuelles Verhalten komplexer sei und auch hirnphysiologisch anders ablaufe, sodass keineswegs einfache Parallelen zu klassischen Süchten gezogen werden könnten. Ist jemand dranghaft sexuell aktiv, kann dieses Verhalten auch im Zusammenhang mit psychischen Störungen, etwa im Rahmen einer bipolaren Störung, auftreten. Dieses Verhalten kann eventuell sinnvoller als Zwangshandlung oder als Ausdruck mangelnder Impulskontrolle beschrieben werden. Von manchen Experten wird daher der weiter gefasste Begriff der Hypersexualität vorgeschlagen. Das führt uns aber wieder zu Kinsey und zur unbeantworteten Frage zurück: Wann ist viel zu viel?

Zu viel ist letztlich, wenn die betroffene Person selbst leidet und andere Lebensbereiche dauerhaft durch ihre Fokussierung auf die Sexualität in Mitleidenschaft gezogen werden. Das heißt aber noch immer nicht, dass es sich um eine Sucht handelt. Neulich bezeichnete sich ein Mann als sexsüchtig, der angab, zweimal monatlich zu masturbieren, obwohl er versuchte, sich zu beherrschen. Er erlebte einen Kontrollverlust in Bezug auf seine persönliche Norm, weil er sich Sexualität aufgrund internalisierter Verbote einfach nicht gestatten wollte. Allerdings kommen auch Personen zu mir, deren Leben tatsächlich fast nur noch aus Pornos besteht.

In meiner klinischen Arbeit gehe ich mit diagnostischen Labels generell vorsichtig um. Ich nehme allerdings die Person und ihr Leiden sehr ernst und erkundige mich, wie sie und ihre Angehörigen das Verhalten beschreiben und bewerten. Entscheidend ist das Ausmaß an Kontrolle, das er oder sie über das eigene sexuelle Verhalten erlebt, welche Funktion es hat, wer am meisten darunter leidet, welche emotionalen Bedürfnisse sexuell aufgeladen werden. Wenn es Sinn ergibt, schauen wir dann parallel, wie die Person ihr Verhalten loslassen und mit ihren Zuständen anders als bisher umgehen kann.

Bei Paaren gibt es sehr oft kleine oder große Unterschiede im sexuellen Verlangen. Ihr Exfreund hätte sagen können: »Deine sexuellen Wünsche überfordern mich, und ich weiß nicht, wie ich damit umgehen soll.« Oder: »Ich will halt selten, du öfter – was machen wir daraus?« Vielleicht hatte er den Spielraum dafür nicht. Sie waren innerhalb der von ihm definierten Norm eine Abweichlerin, er in Ordnung. Genützt hat diese Lesart Ihnen als Paar offenbar nichts.

Ich mache es kurz und beziehe mich dabei auf die Informationen aus Ihrem Anschreiben: Wie ich herauslese, leidet in Ihrer neuen Beziehung aktuell niemand, sondern das Gegenteil ist der Fall – beiden geht es erotisch offenbar blendend! Ein herrlicher Glücksfall, den Sie am besten feiern und weiter fördern. Freuen Sie sich ohne Sorgen an der aktuellen sexuellen Passung mit Ihrem Liebsten. Obwohl: Nach so etwas Wunderbarem könnte man glatt süchtig werden!

Und wenn ich nicht die Geliebte bleiben will?

Eine offene Beziehung mag mehr Sex für alle Beteiligten mit sich bringen. Aber ebenso muss viel verhandelt werden – vor allem, wenn zur Intimität noch Liebe hinzukommt.

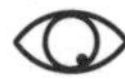

Kyra F., 35 Jahre Ich habe vor einigen Wochen einen Mann kennengelernt. Wir waren von Anfang an auf einer Wellenlänge und können sehr offen miteinander sein. Schnell kam heraus, dass er verheiratet ist und auch vorhat, es zu bleiben. Ich bin Single. Die beiden führen eine offene Ehe, um neue Erfahrungen zu sammeln. Beide möchten dies aber nur mit einem festen, zusätzlichen Partner tun. Ich bin die erste Frau für ihn, die er im Rahmen dieses Modells kennenlernt. Unsere Treffen sind sehr intensiv, wir verbringen meist mehrere Tage miteinander, unternehmen schöne Dinge, laufen Händchen haltend durch die Stadt, haben viel Sex. Wenn wir uns nicht sehen, schreiben wir uns und telefonieren viel. Seine Frau weiß von meiner Existenz und räumt ihm den Freiraum für unsere Treffen ein, sie lebt ein ähnliches

Modell mit einem Mann aus. Mit zunehmender emotionaler Nähe wird es für mich allerdings schwieriger, meinen Standpunkt in dieser Konstellation zu finden. Kann ich sagen, dass mir unsere Treffen zu wenig sind, oder muss ich die Zeiträume, die die beiden mir zugestehen, hinnehmen? Ich weiß sehr wenig über seine Frau und die Intimität der beiden – nur, dass dieses Modell ein Versuch ist, diese wieder aufflammen zu lassen. Ich hätte dazu schon Fragen, die ich mich jedoch nicht zu stellen traue. Zum Beispiel, ob und in welcher Häufigkeit die beiden noch miteinander schlafen. Vor allem frage ich mich aber, wohin mich dieses Modell führt. Er gibt mir das Gefühl, für ihn mehr zu sein als eine Frau, mit der er schläft, und er erzählt sogar seinen Freunden von mir. Ich weiß nicht, in welche Richtung sich unsere Beziehung entwickeln wird, genieße die Zeit wahnsinnig, habe aber auch immer wieder Phasen, in denen ich mich aus Selbstschutz gerne zurückziehen würde. Denn habe ich wirklich eine realistische Chance, diesen Mann als Beziehungspartner für mich zu gewinnen?

Was Sie beschreiben, ist eine Konstellation, in der das bisherige Repertoire aller Beteiligten mutmaßlich überschritten wird. Und zwar von allen drei beziehungsweise vier, inklusive des Partners der Frau Ihres … ja, hm, Freundes? Affärenpartners? Geliebten? Wie sollen wir ihn nennen? Wenn wir also diesen Mann mitzählen, geht es um vier Personen, die aus der sicheren Bucht bekannter Beziehungsmodelle hinausgefahren sind und nun in unbekannten Gewässern schauen, wohin die Reise gehen könnte. Es gibt keine Karte und keine Route. Das liegt auch daran, dass in unserer Kultur nach wie vor die serielle Monogamie als Beziehungsmodell dominiert. Alternativen dazu sind – rein quantitativ gesehen – Expeditionen, kein Massentourismus. Dass Sie da draußen unterwegs sind, zeigt, dass Sie bereits Offenheit für neue Erfahrungen und eine gewisse Kapazität, mit Ungewissheit umzugehen, mitbringen. Das brauchen Sie auch. Und außerdem guten Kontakt zu Ihrer inneren Orientierung: also der Achtsamkeit dafür, wie es Ihnen zu jeder Zeit in dieser Konstellation geht und was Sie für Ihr Wohlsein in der Beziehung brauchen. Das kann und wird sich im Lauf der Zeit verändern.

Ein paar Dinge sind Ihnen schon klar: Es ist mehr als Sex, Sie sind beide emotional involviert. Hier ist mindestens Verliebtheit und eine Möglichkeit von Liebe im Spiel. Welche Art der Verbindlichkeit besteht und weiter entstehen könnte, ist Ihnen aktuell unklar. Im Augenblick ist auch Ihre Beziehung zu diesem Mann um seine Primärbeziehung herum organisiert. Damit sehen Sie sich als die Dritte, die Frau, die außen vor ist. Traditionell ist das in Dreiecksbeziehungen eine in ihrer Schwierigkeit oft übersehene Position. Im Fall einer klassischen Affäre ist es die Frau im Schatten. Manchmal lebt sie Jahre oder Jahrzehnte allein, um sich von den Begegnungen mit dem Liebhaber zu nähren, ohne je offiziell den Platz an seiner Seite einzunehmen. Sie kann ihrerseits das Verhältnis beenden oder sich bewusst für Duldung entscheiden. So oder so hat sie mit Verlusten zu tun.

In diesem klassischen Bild sehe ich Sie, auch wenn Sie im Singlestatus sind, allerdings nicht. Denn erstens sind insgesamt vier Leute beteiligt, zweitens ist die Konstellation kein

Geheimnis. Dennoch enthält sie Begrenzungen, vielleicht Tabus und in sich geschlossene Bereiche: So wie seine Frau mutmaßlich einige intime Dinge zwischen ihm und Ihnen nicht weiß, bleiben viele Dinge zwischen den Ehepartnern Ihnen verborgen, und Sie beginnen neugierig, vielleicht manchmal mit einem Anflug von Eifersucht, über die Exklusivität der beiden nachzudenken. Wenn Ihre gemeinsame Zeit endet, schlüpfen Sie im Unterschied zu ihm in kein warmes Nest, sondern sind stärker auf sich gestellt, keinem anderen zugehörig.

Gerade weil so vieles zwischen Ihnen möglich ist, sind Sie wegen der Begrenzungen Ihrer Liaison oder deren Perspektive natürlich automatisch verletzlich; die Fragen, die nun aufkommen, sind vollkommen natürlich. Sie können so lange weiterdriften und dabei vermeiden, ihm zu nahe zu treten, bis Sie merken, dass es Ihnen zu viel Unsicherheit und Schmerz verursacht. Dann sollten Sie unbedingt dagegensteuern, für sich einstehen und eine Frage nach der anderen stellen, bis hin zur Zukunftsperspektive. Wenn Sie dies in Form von Selbstoffenbarungen und nicht Forderungen tun, vermeiden Sie Grenzüberschreitungen.

Sie haben die gleichen Rechte wie alle Beteiligten, Bedürfnisse zu äußern, die dann verhandelt, in Regelungen übersetzt oder anders umgesetzt werden – oder auch nicht. Am Beginn solcher Konversationen stehen nicht nur die konkreten inhaltlichen Fragen, sondern auf der Beziehungsebene wird dabei angesprochen: Was kann thematisiert werden, was nicht? Was darf ich dich eigentlich fragen? Wann tritt wer wem zu nahe? Wer braucht wie viel Informationen? Die Beziehung als solche wird also ausgehandelt. Es wird spannend sein, weil ich vermute, dass Ihr neuer Partner ebenso von

Etappe zu Etappe Orientierung sucht. Er wusste ja auch noch nicht von vornherein, wie es sein würde, sich in eine andere Frau zu verlieben und so intensiv mit ihr Zeit, Gedanken und Körperlichkeit zu teilen. Wie balanciert er das aus? Was lernt er dabei? Wo geht sein Blick hin? Zugegeben, dies sind sehr intime Fragen. Wenn Sie intim miteinander sind, bleiben sie nicht aus. Damit meine ich nicht ultimative Transparenz. Wieso sollte nicht jede Beziehung ihre Einzigartigkeit und sogar ihr Geheimnis haben? Es geht im Wesentlichen um die Frage, wer Sie beide füreinander sein wollen und wie Sie das verwirklichen werden.

Von polyamor lebenden Menschen können wir diese hohe Beweglichkeit lernen, die Bereitschaft zur immer neuen Auseinandersetzung mit den eigenen Gefühlen und denen der anderen – und ebenso den Umgang mit Eifersucht und die Entwicklung von Verantwortung für sich selbst und andere Beteiligte. Vielen wäre dieses permanent prozessorientierte Vorgehen viel zu anstrengend, andere gelangen dadurch zu einer für sie maximal authentischen Lebensweise. Wie es für Sie ist, finden Sie gerade erst heraus. Vielleicht wird Ihr neuer Partner sich eines Tages von seiner Frau trennen. Vielleicht möchten Sie irgendwann einen weiteren Partner oder einen anderen, einzigen. Noch ist ganz viel offen.

Ich wünsche Ihnen keine Odyssee, aber eine Seefahrt, die Sie als Abenteuerin in Etappen sehen können, bei der Sie natürlich etwas riskieren, aber auch einiges neu erfahren und stets zu sich selbst zurückkehren können.

Wieso bin ich beim Sex überall, nur nicht bei meinem Freund?

Frisch verliebt, aber im Bett nicht bei der Sache: Wer sich an den starken erotischen Reiz von Pornos und Gewaltszenen gewöhnt hat, wird dieses Kopfkino nicht leicht los.

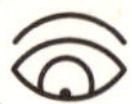

Benjamin R., 28 Jahre Ich bin seit ein paar Monaten mit meinem neuen Partner zusammen. Wir sind mehr als casual, beide ziemlich verknallt. Beim Sex habe ich aber ein Problem: Mich überkommen regelmäßig ziemlich harte Fantasien, sexuelle Gewaltszenen zwischen Männern. Ich mag diese Bilder nicht unbedingt, doch sie erregen mich stark. Daher gelingt es mir nicht, sie einfach wegzuschieben. Wenn ich das tue, falle ich aus der Rolle, die Erregung geht weg, ich bin aus dem Takt. Ich fühle mich schlecht, weil ich innerlich nicht bei meinem Freund bin – was er merkt und auch schon angesprochen hat. Und ich schäme mich danach für die krassen Fantasien, die mit ihm nichts zu tun haben. Ich war in der

Vergangenheit häufig in Klubs und habe viel gesehen. Pornos schaue ich auch. Ich war länger Single oder in wechselnden kurzen Bekanntschaften. Diese Beziehung bedeutet mir viel. Ich möchte nicht, dass mein Kopfkino zum Stolperstein wird. Wie komme ich raus aus dieser Falle?

Was Sie als Falle erleben, ist eine Entweder-oder-Konstruktion: Entweder ich lasse beim Sex die unbehagliche, aber effektive Fantasie zu, funktioniere sexuell, bin aber von meinem Sexualpartner abgekoppelt. Oder ich schiebe die Fantasie weg, verliere aber die Erektion. Eine Zwickmühle, denn Ihr sexueller Genuss oder die Verbindung zu Ihrem Partner kommen während des Akts zu kurz. Verständlich, dass Sie schrecklich gestresst sind.

Es gibt vielfältige Möglichkeiten, mit dieser Situation umzugehen. Eine Bitte voraus: Geben Sie sich etwas Zeit, und freunden Sie sich mit dem Gedanken an, dass Sexualität voller Irritationen und Störungen ist, die nicht vermieden, sondern flexibel gehandhabt werden wollen. Was würde das in Ihrem Fall bedeuten?

Es würde bedeuten, dass Sie aus dem Entweder-oder ein Sowohl-als-auch werden lassen.

Dazu gehört im ersten Schritt, Ihre sexuellen Gedanken nicht abzulehnen. Sie gehören zu Ihnen, ob Sie wollen oder nicht. Immer wieder kommt es vor, dass Fantasien ihre Besitzer irritieren. Das liegt an der widersprüchlichen Natur der Erotik. Der amerikanische Psychoanalytiker Robert Stoller ging so weit zu behaupten: »No bad, no excitement.« Er ist nicht der Einzige, der meint, dass erotische Spannung oft nicht aus dem Stoff unserer alltagstauglichen Wertvorstellungen, aus Liebe und Rücksichtnahme, aus politischer Korrektheit und Partnerverbundenheit gemacht ist. Sondern aus Konflikt, aus starken Reizen, mitunter feindseligen Elementen und aus Verbotenem. Die Fantasie und der Porno können drastischer und damit reizintensiver als die Realität sein. Daran kann sich ein Hirn gewöhnen. Wenn Sie viele Pornos gesehen und reale Szenen in Klubs erlebt haben, um sexuelle Kicks zu erleben, ist Ihr Organismus inklusive Penis daran gewöhnt – und in dem Moment, in dem Sie gleichzeitig mit Ihrem Freund Liebe machen wollen, gerät alles durcheinander.

Wichtig ist, wie Sie die Beziehung zu Ihrem Kopfkino und zu Ihrem Körper gestalten. Eine verständnisvolle Beziehung – zu beiden – wäre förderlich. Es ist mit Fantasien und schlaffen Penissen wie mit Menschen: Wenn ich jemanden anders haben will, als er ist, bin ich nicht frei. In der Akzeptanz bin ich flexibler. Erkunden Sie Ihre Fantasie wie den Charakter einer Person: Was ist für Sie der Kick an den Szenen mit gewaltvollen Inhalten? Welcher Moment innerhalb der Fantasie ist der spannendste für Sie? Mit welchem Akteur identifizieren Sie sich? Oder sind Sie lediglich Beobachter?

Intensives Fantasieerleben geht über rein sexuelle Spannung meist hinaus, es bringt emotionale Intensität. Welche Gefühle entstehen im Verlauf der Fantasie? Welche Bedürfnisse werden gestillt? Wenn Sie verstehen können, was Ihre Fantasie mit Ihnen als Person zu tun hat, wann sie entstanden ist, können Sie sie vielleicht mit mehr Wertschätzung betrachten. Auf dieser Basis fällt es den meisten Menschen leichter, den Umgang mit der Fantasie zu gestalten.

Eine Option wäre, für eine Zeit auf Pornos und Klubs zu verzichten und bei der Masturbation mit der Aufmerksamkeit im eigenen Körper zu bleiben. Wie flexibel oder begrenzt Menschen bezüglich sexueller Stimuli sind, ist ganz verschieden. Eine Erweiterung der Quellen für Erregung ist aber oft möglich – mit ein bisschen Übung.

Was die konkrete sexuelle Situation mit Ihrem Partner betrifft: Weihen Sie ihn ein! Das gelingt besser, wenn Sie Ihr Fantasieleben einordnen können. Sie könnten sagen: »Ich hab da einen mitgebrachten Fantasieautomatismus, der mir in Singlezeiten gute Dienste erwiesen hat. Den werde ich jetzt nicht recht los, und manchmal stört er mich beim Sex mit dir.« Er kann ja nur erfreut darüber sein, dass Sie intimer mit ihm sein wollen, als es Ihnen aktuell gelingt.

Im Weiteren geht es um ein Sowohl-als-auch. Wenn möglich, räumen Sie eine Zeit lang der Erektion nicht mehr den ersten Platz in Ihrer Paarsexualität ein, sondern dem Sinnengenuss: Wie berühren Sie Ihren Partner gern, wie werden Sie gern berührt? Wie sanft oder fest? Wo überall können Sie Erregung und Genuss spüren? Wenn die angestammten Fantasien zurückkommen, erlauben Sie sich, für eine Zeit dorthin abzudriften. Falls Sie beide dafür offen sind, können Sie ihm sogar von einigen Szenen berichten. Wenn Sie merken, dass die Fantasien Sie im Kontakt mit ihm stören, lenken Sie Ihre Aufmerksamkeit ins Hier und Jetzt, zum Beispiel auf Ihre eigenen Körperempfindungen und dann auf Ihren Partner.

Wenn Sie merken, dass die Erektion nachlässt, lassen Sie es geschehen. Entspannen Sie für eine Weile, genießen Sie aber weiterhin mit allen Sinnen, was da ist. Wenn Sie das vorher mit Ihrem Liebsten abmachen, ist es eher okay. Ungewohnt? Könnte sein. Die Frage ist, ob Sie das eher abschreckt oder neugierig werden lässt. Wenn Sie vor und nach Ihrem Fantasiekick erkennbar bei ihm sind, kann es auch intim sein – wenn er weiß, wohin Sie gehen.

Wollen Sie weitergehen in Ihrem Experiment? Dann probieren Sie mal, wie viel störende Gewalt Sie herauslassen können, sodass trotzdem noch Erregung entsteht. Oder lassen sich bestimmte Rollen mit Ihnen beiden statt mit Fremden besetzen? Ich gebe zu, dass es in Ihrer noch jungen Beziehung dazu ein kleines Wagnis braucht: Vertrauen. Aber nur so können Sie ganz Sie selbst sein, mit und ohne Fantasien, mit und ohne Erregung, aber stets derjenige, der Sex mag – und den Mann dazu erst recht.

Ich finde meine Frau nicht mehr erotisch, was soll ich machen?

Ein guter Mann ist einer, der im Bett kein makelloses Sexobjekt erwartet. Trotzdem bekommt man es in einer Langzeitbeziehung eben auch mit körperlichem Verfall zu tun.

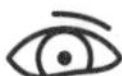

Matthias W., 46 Jahre Ich fürchte jetzt schon den Shitstorm auf meine Frage, aber ich denke, es handelt sich dabei um ein reales Problem, das vielleicht nicht nur ich habe. Also schreibe ich trotzdem. Ich bin seit fünfzehn Jahren mit meiner Frau verheiratet, wir haben drei Kinder. Unser Sexualleben kannte Höhen und Tiefen, war aber alles in allem gut und hat sich auch nicht wirklich abgenutzt über die Jahre. Ich fand meine Frau immer sehr attraktiv. Das hat sich im letzten Jahr leider geändert. Aufgrund einer Erkrankung und deren Behandlung hat sie in kurzer Zeit über fünfzehn Kilo zugenommen. Ihr Körper ist ein anderer geworden, sogar das Gesicht hat sich verändert. Ich wünschte, es würde mir nichts ausmachen, da ich sie liebe und gern weiterhin begehren würde. Doch das gelingt mir nicht. Ihre Körperfülle stößt mich ab, ich vermeide deshalb Sexualität oder intime Berührungen. Es tut mir leid, weil sie das sicher merkt. Aber was soll ich machen? Wenn wir Sex haben wollten, würde ich derzeit keine Erektion bekommen. Mir fehlt diese Ebene unserer Beziehung, und ich glaube, sie wäre ein wichtiger Puffer für andere Schwierigkeiten. Ich weiß aber nicht, wie ich dieses Problem lösen kann. Haben Sie eine Idee?

Wieso sollte hier ein Shitstorm drohen? Ich lese Ihre Zeilen nicht als die eines Machos, der in seiner Partnerin ein makelloses Sexobjekt erwartet, sondern als die eines liebenden, treuen Mannes in einer erotischen Entwicklungskrise. Diese ist übrigens nicht Ihre allein, sondern es handelt sich um eine Paarkrise. Die Situation allein zu lösen, wird nicht möglich sein, denn das Weiterkommen hängt von drei Dingen ab: wie Ihre Frau selbst mit den Veränderungen ihres Körpers umgeht, wie Sie als ihr Partner erotische Flexibilität gewinnen und wie mutig und intim Sie miteinander kommunizieren können.

Sie merken sicher, dass ich den Problembegriff meide und stattdessen von Entwicklungen spreche. Denn Sie durchleben in einem etwas brutalen Zeitraffer, was keinem Langzeitpaar erspart bleibt: die erotische Adaption an den körperlichen Verfall. Paare sind meist in der Lage, sich an Veränderungen der Körper zu gewöhnen und ihre sexuelle Anziehung zueinander zu bewahren oder neu auszutarieren. Wie geht das eigentlich? Meistens schleichend, ein bisschen Bauch hier, einige neue Falten da – und viel Erinnerung und Verbundenheit. Wir gewöhnen uns daran und gewichten mit der Zeit anders, lassen von alten Qualitäten los und finden anderes wichtiger.

Da Sie beide diese Zeit nicht hatten: Seien Sie gnädig mit sich. Wieso sollten Sie sich aktuell schon damit abgefunden haben? Wieso sollten Sie beide den Sex unter den neuen Bedingungen bereits mögen? Gestatten Sie sich doch etwas Befremdung und Trauer. Hauptsache, Sie vereinzeln sich darüber nicht. Darin sehe ich das größte Risiko. Im Bestreben, einander unangenehme Konfrontationen zu ersparen, die aber stillschweigend im Raum stehen, ziehen Vermeidung und Schweigen ein, wo es darum geht, erst recht zusammenzuhalten.

Es wird für Sie einen Riesenunterschied machen, wie sehr Ihre Partnerin Freundschaft mit Ihrem aktuellen Körper schließen kann oder nicht. Je mehr sie seine Formen akzeptiert, desto freier wird sie sich bewegen, kleiden, desto eher wird sie sich entspannen und wieder genießen können. Das ist attraktiv. Was ich hier so leicht dahinschreibe, ist kein einfaches Unterfangen. Dennoch ist genau das die Aufgabe Ihrer Frau, die ihr niemand abnehmen kann, Sie vielleicht am allerwenigsten.

Nun zu dem, was Sie selbst tun können. Zunächst: Ihre Abstoßung als momentanen Status quo akzeptieren und Ihre Energien sinnvoll investieren. Sexualität ist weitaus mehr als ein körperlicher Akt. Die Brücke zu Ihrem weiteren Begehren Ihrer Frau besteht aus dem Schatz Ihrer bisherigen Erfahrungen, aus Ihren eigenen sinnlichen Fähigkeiten und insbesondere aus Ihrer Liebe zu ihr. Das erotische Wesen einer

Person drückt sich nur marginal in ihren Körperformen aus. Es geht darum, in welcher Weise sie den Körper bewohnt, ihn bewegt, aus ihm herausstrahlt, wie sie lacht, dreinblickt, welche Gedanken und Sprache sie benutzt, wie sie riecht, welche Fantasien sie hegt, was sie liebt und wie sie diese Liebe auszudrücken vermag und, und, und. Kurzum: auf welche spezielle Weise sie lebendig ist. Sie haben sicher Millionen von Erinnerungen an lebendige Momente Ihrer Frau. Nur weil da jetzt etwas mehr Fleisch drum herum ist, kann das nicht alles verschwunden sein.

Es ist Ihre Aufgabe und Ihr Privileg, das Bekannte neu herauszukitzeln. Dies muss nicht bedeuten, dass Sie gleich Sex miteinander haben. Es würde bedeuten, dass Sie spielen, lachen, reizen und mit Liebe und Hochachtung auf Ihre Gattin blicken. Auch das klingt leichter, als es ist, ein bisschen wacker müssen Sie schon sein. Ihre Sinne können Ihnen helfen: Was an dieser Frau sehen Ihre Augen am liebsten? Wie klingt ihre Stimme? Wie gut können Sie sie riechen? Wo fühlt sich ihre Haut am zartesten an? Wo fühlt sie sich neu an? Was könnte an der neuen Qualität interessant sein? Würde Ihr Penis in ihrer Vagina einen Unterschied gegenüber früher spüren? Was würde er angenehm spüren?

Erotik ist mehr als ein körperlicher Akt. Zum Beispiel ein mentales Durchdringen, eine intime wechselseitige Offenbarung, ein kommunikativer Akt. Dabei geht es keineswegs nur um Spaß und lockerleichte Lust. Alle existenziellen Empfindungen sind potenziell Gegenstand erotischer Erfahrungen. Sie können traurig sein und sich dennoch dabei streicheln und in die Augen sehen. Sie können Angst haben, nicht erregt zu werden, und sich auch damit zeigen. Sie können die Scham Ihrer Frau aushalten, und wenn sie merkt, dass Sie ihr in diesen Empfindungen ein aufrechtes, nicht ausweichendes Gegenüber sind, wird Ihr Kontakt sehr tief und innig sein.

Vielleicht wartet nun ein Shitstorm auf mich, aber: Alter, Krankheit und Tod erwarten uns alle. Diesen existenziellen Tatsachen voller Mut ins Auge zu sehen und sich dafür zu entscheiden, sich darüber zu verbinden statt zu vereinzeln, ist: erotisch.

Wie kann mein Sex mit siebzig sein?

Nach schweren Zeiten mit der Ehefrau eine Geliebte zu finden und als Liebhaber geschätzt zu werden: was für ein Glück! Doch was tun, wenn der Penis da nicht mitspielt?

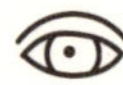

Werner H., 70 Jahre Ich habe eine körperlich und geistig schwer behinderte Frau, die ich seit zehn Jahren pflege. An ein Sexualleben ist schon lange nicht mehr zu denken, da meine Frau auch inkontinent ist und die Tätigkeit als Pfleger auch im Intimbereich für mich den Aufbau von Libido ausschließt. Ich habe mir jahrelang mit Pornos und auch mit Prostituierten beholfen, war aber dabei nie zufrieden, geschweige denn glücklich.

Vor etwa anderthalb Jahren habe ich eine gleichaltrige Frau über ein Internetforum kennengelernt, und wir haben uns Hals über Kopf ineinander verliebt. Es ist eine unglaubliche Zärtlichkeit zwischen uns, und meine Freundin sagt, dass sie körperlich noch nie in ihrem Leben eine Intensität wie mit mir erlebt hat. Auch für mich ist das Zusammensein mit ihr wunderschön, wir können stundenlang zärtlich sein, ich stimuliere sie, und sie erlebt dann oft mehrfache Orgasmen. Es ist fast so, als würde ich mit ihr »kommen«.

So weit ist alles wunderbar – auf dieser Ebene ist es für mich der schönste Sex meines Lebens. Nur mein Penis ist bei dieser Art von Liebesspiel leider außen vor. Ich bekomme eine Erektion, wenn wir uns streicheln. Sobald ich aber versuche, in sie einzudringen, wird die Sache verkrampft, meine Erektion lässt nach, und wenn es doch mal für kurze Zeit geht, reicht es nie bis zum Höhepunkt. Manchmal stimulieren wir mich zusammen bis zum Orgasmus, aber das ist mir dann meist zu mechanisch und dauert, während sie extrem sensibel und leicht erregbar ist. Meine Freundin sagt, dass es für sie überhaupt nicht wichtig ist, ob ich in ihr bin, aber für mich ist es immer ein tolles Gefühl der Verbundenheit. In erster Linie geht es mir aber darum zu verstehen, warum mein Penis an dieser Stelle streikt. Ich habe es auch schon mit den blauen Pillen versucht, was das Problem in keiner Weise löst. Dass es mit der Untreue zu meiner Frau zu tun hat, glaube ich nicht, die beiden kennen sich mittlerweile und mögen sich sogar, was mich emotional sehr entlastet hat. Haben Sie einen Tipp oder eine Strategie, wie ich meinen Penis in unser Spiel einbeziehen könnte?

In Ihrer Zuschrift fällt mir als Erstes auf, was Sie alles Wunderbares besitzen: Treue zu Ihrer Frau. Sie haben sicherlich schwere Zeiten durchgestanden und immer noch einiges zu meistern. Sie haben eine weitere Frau und Geliebte auf verträgliche Weise in Ihr bestehendes Leben integrieren können.

Als Liebhaber werden Sie allem Anschein nach hochgeschätzt. Sie sind in der Lage, Ihre Freundin zu erregen, ihr den Genuss mehrfacher Orgasmen zu bescheren und das Zusammensein intensiv zu erleben. Sie selbst schreiben, der Sex sei »auf dieser Ebene« auch noch der schönste Ihres eigenen Lebens. Sie Glücklicher! Als Hauptqualitäten Ihrer Art, Sex zu praktizieren, lese ich heraus: berühren, emotional und sinnlich stark mitschwingen mit der Lust Ihrer Partnerin. Der Einzige, der sinnlich nicht so richtig mit abhebt, ist Ihr Penis. Wenn Sie ihn aktuell ins Zentrum des Geschehens stellen, kehrt Anstrengung ein, wo vorher Lust und Erregung waren. Was ist mit Ihrem Penis los, und wie könnte er wieder zum aktiven Teilhaber oder sogar Akteur Ihres Liebesspiels werden?

Sie sind in einem Alter, in dem sich die erektile Fähigkeit bei vielen Männern verringert, ohne dass es gesundheitlich bedenklich wäre. Falls noch nicht geschehen, ist eine urologische Untersuchung dennoch sehr zu empfehlen, um mögliche organische Ursachen oder Einflussfaktoren (Herz-Kreislauf-Probleme, Diabetes, hormonelle Veränderungen) auszuschließen oder zu kennen. Alles, was ich im Folgenden empfehle, gilt vor dem Hintergrund, dass aus medizinischer Sicht grundlegende Gesundheitsrisiken entweder ausgeschlossen wurden und etwaige organische Einflussfaktoren auf Ihre Erektionsfähigkeit entsprechend beachtet oder behandelt werden.

Ich halte fest: Erektionen sind Ihnen noch möglich und auch der Orgasmus – der Penis funktioniert! Er braucht offenbar besonders starke und lang anhaltende Stimulation. Und darin liegt die Anstrengung, an dieser Stelle endet Ihr sexueller Genuss mit Ihrer Partnerin.

Sie haben zehn Jahre Sexualität nicht als Liebesakt, sondern in Form von Masturbation zu Pornografie und mit Prostituierten praktiziert. Vielleicht hatten Sie wenig Zeit und Muße, Sexualität zu genießen, das heißt: in Ihrem Körper zu spüren, wie sich die Erregung anfühlt, langsam ausbreitet, wie Sie sie ein wenig bremsen oder durch Atmung oder Beckenbewegungen ausdehnen oder konzentrieren können.

Womöglich hat Ihr Penis gelernt, sich auf eine ganz gezielte Stimulation per Hand, vielleicht mit viel Druck und raschen Bewegungen mit viel Spannung, zu verlassen. Und vielleicht hat er sich davon entwöhnt – im Zusammenhang mit einer Partnerin, deren weicherer Vagina und variantenreicheren Berührungen –, genug zu spüren, um die Erregung steigern zu können. Hinzu kommt der mutmaßliche Alterseffekt, von dem viele Männer in meiner Praxis berichten: Je mehr sie erleben oder befürchten, dass ihr Penis nicht mehr so rasch steif wird wie früher, desto wilder stimulieren sie ihn. Das geht meistens einher mit einer gehörigen Portion Anspannung und solchen Gedanken: Komm schon, es muss doch gehen! Und dieses Ausmaß an Anstrengung bedeutet im Körper wiederum ein so großes Stressgeschehen, dass es die Erektion erst recht behindert.

Auch wenn altersbedingte Grenzen der Erektionsfähigkeit weiter bestehen können, können Sie eine Menge dafür tun, dass Ihr Penis vom Gequälten zum Genießer wird. Für diese Wandlung braucht er viel Aufmerksamkeit, Zeit und Spiel. Sind Sie investitionsbereit?

Wann immer Sie Ihr Geschlecht im Alltag berühren – unter der Dusche, beim Wasserlassen und kurz vor dem Einschlafen oder Aufstehen –, können Sie es bewusst wahrnehmen und vor allem darauf achten, was der Penis im Ruhezustand alles spüren kann. Verfeinern Sie sein Sensorium durch Berührung und innere Aufmerksamkeit. Machen Sie ihn sich buchstäblich wieder zum Freund. Wenn Sie das ein paar Tage oder Wochen getan haben, können Sie dem nachspüren: Wie erreiche ich den Penis eigentlich mit meiner Atmung? Die Atmung ist wichtig beim Sex, weil sie uns hilft, den Genitalraum zu durchbluten und sexuelle Energie genussvoll im Körper auszubreiten. Bei angestrengter Stimulation halten wir meistens die Luft an oder atmen sehr flach. Beobachten Sie sich mal bei der Selbstliebe. Wenn Sie merken, Sie spannen sich zu sehr an oder hören auf zu atmen, versuchen Sie die Spannung etwas zu lösen, tiefer zu atmen, auch wenn die Erregung dann abflauen sollte. Ich empfehle Ihnen, sich auch einmal im Stehen zu stimulieren und dabei zu spüren, wie Sie möglichst stabil und kraftvoll stehen, wie Ihre Füße Sie tragen. Stellen Sie sich einen Moment lang vor, Sie wären ein Raubtier kurz vor dem Sprung. Vielleicht spüren Sie Energie in Ihrer Beckenregion? Da soll sie auch hin. Falls Sie sich gern bewegen, probieren Sie mal aus, nicht mit der Hand den Penis zu reiben oder stark zu drücken, sondern diesen mithilfe Ihres Beckens elastisch, aber kraftvoll nach vorn in Ihre Handhöhle zu schieben und wieder zurückzuziehen und dabei leicht zu entspannen. So erlangen Sie Intensität ohne körperlichen Stress. Darum geht es.

Beim Liebesspiel mit Ihrer Partnerin scheint Ihre Aufmerksamkeit aktuell fast gänzlich bei ihr zu sein. Ich ermutige Sie, verstärkt in Ihren eigenen Körper hineinzuhorchen, während Sie mit ihr aktiv sind. Dann auch den Penis genau wahrzunehmen. Was spürt er? Und wie atmen Sie dann? Und noch etwas: Könnten Sie mal mit dem ganzen Körper so tun, als ob Sie sie penetrieren, unabhängig davon, ob der Penis es auch tatsächlich tut? Wie fühlt sich das an? Wie sprechen Ihre Körper dann miteinander?

Auch mit schwach oder kaum erigiertem Penis können Sie in ihr sein. Dort ruhen. Was spüren Sie dann? Und was geschieht, wenn Sie beide Ihre Becken ganz sanft miteinander bewegen? Vielleicht kann sie ein wenig mit der Muskulatur ihres Beckenbodens spielen und die Vagina mal enger, mal weiter werden lassen. Spüren Sie es?

Wichtig ist: Das Verändern erlernter Muster dauert manchmal richtig lange. Je mehr Sie üben und immer darauf achten, dass Dinge sich gut anfühlen, desto eher gewinnen Sie neue Spielräume dazu.

Was ich hier in wenigen Sätzen beschreibe, ist ein facettenreicher Prozess. Zur Unterstützung könnten Sie auch einen Sexologen aufsuchen, der passgenau Übungsschritte mit Ihnen entwickelt, Möglichkeiten und Grenzen einschätzt und Sie aktiv dabei begleitet, Intensität ohne Stress aufzubauen. Alternativ empfehle ich Ihnen einen Blick in das Praxisbuch *Klappt's?* für Männer von Michael Sztenc. Ihr Penis kommt in die Jahre – seine Altersweisheit wird darin bestehen, mehr zu spüren als zu machen. Eigentlich das, was Sie mit Kopf, Herz und übrigem Körper bereits tun.

Sind wir ein Paar, oder datest du noch?

Unverbindlichkeit schafft Freiheit, wirft aber viele Fragen auf. Wer den Wunsch nach einer festen Beziehung hat, sollte das sagen. Doch wann ist der richtige Zeitpunkt?

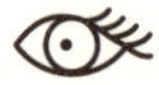

Moitzie A., 23 Jahre Mein Problem ist: Ich hätte gerne einen Freund, der sich darauf einlässt, mein Partner zu sein, also Ja zu mir und einer längerfristigen Beziehung sagt. Ich hätte nie gedacht, dass das so schwer sein könnte. Bei vielen meiner Freunde und Freundinnen ist es aber genauso. Einige wenige haben feste monogame Liebesbeziehungen. Alle anderen haben immer mal für eine Zeit was Sexuelles am Laufen, aber es soll easy bleiben und ist bis zum Ende unverbindlich. Aktuell habe ich wohl so etwas wie einen Freund. Vor der Coronazeit haben wir uns oft gesehen, indirekt wurde neulich klar, dass er aktuell nur mit mir schläft. Wir erzählen uns persönliche Dinge, lachen, kuscheln und übernachten beieinander. Jetzt chatten wir viel. Aber wir haben noch nie darüber gesprochen, was wir einander bedeuten und ob wir zusammen sein wollen. Manchmal liegt es mir auf der Zunge, aber dann befürchte ich, dass er denkt, ich will ihn festnageln. Das will ich nicht. Außerdem plane ich, für ein Semester ins Ausland zu gehen, und frage mich, was es überhaupt bringen soll, jetzt das große Thema daraus zu machen. Ich bin ja auch froh, dass er mich nicht einengt. Sie sehen, ich bin irgendwie verwirrt in Beziehungsdingen und suche nach einem passenden Weg für mich. Vielleicht haben Sie zu meinem Fall ein paar Ideen?

Ich lese die Frage in Ihrem Text nicht nur als Ihre individuelle, sondern als kollektive. Bei meiner Arbeit treffe ich häufiger Menschen in den Zwanzigern. Sie fragen sich mehr oder weniger ähnliche Dinge: Was wollen wir in Beziehungen? Was darf ich wollen? Wie verbindlich soll es sein? Wie steht es um Bindung und Freiheit? Und sie finden unterschiedliche Antworten. Die Fragen sind nicht neu. Sie stellen sich aber heute anders als vor hundert, fünfzig oder zwanzig Jahren, weil andere gesellschaftliche Einflüsse da sind.

Heute leben die Leute, wie sie wollen. Das ist ja erst mal toll! Institutionen oder missbilligend wackelnde Vorhänge sozialer Sanktionierung schränken uns immer weniger ein. Wir sind freier denn je in der Wahl unseres Lebensmodells. Immer noch und wieder neu verloben sich manche mit zwanzig und binden sich früh. Die Mehrzahl bevorzugt die Idee und Praxis monogamer langfristiger Beziehungen, die ein paarmal im Leben wechseln. Ein vielleicht wachsendes Grüppchen rollt die Polyamoriefrage neu auf.

Es ist Bewegung drin. Aber es gibt eben auch neue Einschränkungen. Das geschieht vor dem Hintergrund bestimmter gesellschaftlicher Einflüsse: Individualismus und Marktökonomie bestimmen unsere Sozialbeziehungen gewaltig mit. Ein Mann Mitte zwanzig sagte neulich zu mir: »Ich glaube, ich habe es altersmäßig gerade noch geschafft, zu denen zu gehören, die nicht so krass mit Instagram, also mit dem Terror der permanenten Selbstdarstellung nach außen und dem ewigen sozialen Vergleich, aufgewachsen sind.« Diese Entwicklungen machen es nicht unbedingt leichter, sich ungeschminkt all das zuzumuten, was bei dauerhaften Beziehungen unumgänglich ist. Sich angesichts unendlich scheinender Möglichkeiten auf etwas – oder jemanden – festzulegen, ist heutzutage nicht leicht.

Vielleicht haben Ihre Eltern Sie ja auch davor gewarnt, sich Ihre Karriere zu früh von einer Beziehung einschränken zu lassen. Das Privileg, sich individuell zu verwirklichen, ist zum Selbstoptimierungsimperativ geworden, also muss man vorsichtig und lange prüfen, wer der oder die Richtige für das eigene Leben ist.

Umgekehrt wird vielleicht spürbar, wie schwer es wiegen kann, für den anderen die optimale Person sein zu müssen. Eine Studentin meinte neulich über ihre Generation: »Das Commitment zu einer Beziehung kommt bei uns echt spät. Viele leben schon lange wie ein Paar, ehe sie einander den Eltern vorstellen oder sagen, dass sie zusammen sind.« Das eigene Leben optimieren zu sollen, steht häufig im Gegensatz zum Bindungsbedürfnis. Bindung bedeutet auch, auf den anderen Rücksicht zu nehmen. Ihre Zeilen spiegeln den Konflikt bestens wider: Dort lese ich am Anfang den Wunsch nach einer verbindlichen Liebesbeziehung, am Ende den

Wunsch, den anderen nicht festzunageln und die eigene Freiheit auch nicht aufs Spiel zu setzen.

Auch wenn ich nun viel auf Kontexte Bezug genommen habe, ist Ihre Anfrage ganz individuell. Als Erstes habe ich mich gefragt: In welcher Lebensphase sind Sie? Mitte zwanzig ist der Wunsch nach einer verbindlichen Partnerschaft doch ganz nachvollziehbar, die Zeit des vollkommen ungebundenen Rumprobierens könnte vielleicht zu Ende gehen. Wichtig erscheint mir, dass Sie diesem Bedürfnis etwas Raum geben und es als legitim ansehen, auch wenn viele um Sie herum etwas anderes vorleben. Selbst wenn viele bindungsunwillige Menschen auf dem Singlemarkt sind, heißt das noch lange nicht, dass an Ihrem Bindungswunsch etwas verkehrt wäre. Sie selbst bemessen, was für Sie passt. Auf dieser Basis können Sie recht locker für Verbindlichkeit einstehen, ohne zu klammern. Fragen Sie sich bei jedem Date weniger: »Wie findet er mich? Was bedeute ich ihm wohl?«, sondern fragen Sie sich: »Wie habe ich mich bei diesem Treffen gefühlt? Was bedeutet er mir? Was könnte aus dieser Beziehung werden?« Damit machen Sie sich selbst autonomer im Hinblick auf Ihre Verbundenheit zum anderen.

Selbst wenn Sie bald ins Ausland gehen, können Sie bis dahin verbindlich einen Freund haben. Wenn es so weit ist, sehen Sie beide weiter. Auch heute noch soll es Paare geben, die weite Distanzen überbrücken. Wenn der Mann, mit dem Sie aktuell die meiste und exklusivste Zeit verbringen, sei es face to face oder auf anderen Kanälen, Ihnen genug bedeutet, dann sagen Sie es ihm einfach: »Ich merke, dass du mir viel bedeutest. Ich habe mich in dich verliebt. Ich finde es sehr schön, mit dir zusammen zu sein. Sind wir ein Paar? Ich möchte, dass wir eines sind.« Was wäre im schlimmsten Fall zu erwarten? Dass er die Verbindlichkeit nicht aushält oder nicht will. Das würde wehtun. Das hat es zu allen Zeiten. Liebe will Ewigkeit und weiß dennoch nie, wie es nach der nächsten Kurve des Lebens mit ihr weitergeht. Die Liebe macht uns nackt und verwundbar. Sie zu gestehen ist aber der einzige Weg, sie auch zu leben.

Wie sage ich ihm, dass ich so nicht zum Orgasmus komme und mehr möchte als Penetration?

Sexuelle Skripte in Köpfen von Männern und Frauen sehen immer noch zu häufig vor, dass der Penis den Takt und Erfolg der Begegnung angibt. Auch im einundzwanzigsten Jahrhundert ist noch Zeit, das zu ändern.

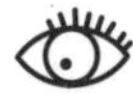

Jana K., 24 Jahre Seit einem Jahr bin ich zum ersten Mal mit einem Jungen »exklusiv« zusammen. Das fühlt sich gut an. Davor hatte ich öfter kürzere Beziehungen und dabei auch Sex, der mal super war, mal eher zum Vergessen. Ich mag den Sex mit meinem jetzigen Freund, wir können von zärtlich bis hart ziemlich viel miteinander anstellen. Nur eine Sache beschäftigt mich. Ich komme nicht durch den »Verkehr«, das heißt, wenn sein Penis in mir ist oder sich dort bewegt. Das war bei mir noch nie möglich. Ich brauche Finger oder Mund, die meine Klitoris stimulieren. Mich selbst anzufassen, während wir uns in verschiedenen Stellungen bewegen – was ich gernhabe –, bringt mich aus dem Takt, ich kann nur entweder oder. Wenn er gekommen ist, ist es für ihn vorbei. Er entspannt sich glücklich, und ich bin noch nicht »fertig«. Und für mich ist dann komischerweise auch die Spannung raus. Erst dachte ich, und habe dies so auch mal gesagt, der Orgasmus sei mir nicht so wichtig, aber auf die Dauer frustriert mich das. Ich würde die Situation gern verändern, ohne ein großes Ding daraus zu machen. Komischerweise bin ich sonst nicht auf den Mund gefallen, aber es ist mir irgendwie unangenehm oder peinlich, an der Stelle was einzufordern.

Ich könnte jetzt einfach schreiben: Trauen Sie sich, ihm zu sagen, was Sie möchten, und alles wird gut! Darauf läuft es auch hinaus. Aber nicht, ohne vorher ein Fass aufzumachen. Daher schreibe ich zuerst: Welcome to the club. Willkommen im vom Feminismus beziehungsweise Menschen aller Geschlechter noch immer und längst nicht hinreichend veränderten Land der Geschlechterbeziehungen im Bett (und auch sonst wo). Es geht nicht anders, wir müssen, dürfen einmal von dieser Warte aus auf Ihre Situation schauen. Ich danke Ihnen für die Zuschrift auch wegen Ihres jungen Alters, denn sie erinnern uns daran, dass sich die Fragen durch alle Generationen ziehen. Welche Fragen? Zum Beispiel, weshalb diese Zögerlichkeit von (vielen) Frauen im Benennen eigener sexueller Bedürfnisse gegenüber Männern weiterbesteht und sie so darauf bedacht sind, deren mutmaßliches sexuelles Wohlbefinden oder Selbstwertgefühl zu schützen und sich zurückzunehmen. Und warum (viele) Männer das auch heute noch selbstverständlich hinnehmen. Oder warum die Dramaturgie einer sexuellen Begegnung so stark durch die Protagonisten Erektion und Ejakulation bestimmt wird. Nicht dass Erektionen und Ejakulationen nicht wunderbar wären. Aber wenn sie einen für eine Person zu kurzen Takt angeben, bleiben Genuss und Erfüllung auf der Strecke. Aber nein, so ist es bei Ihnen nicht. Sie genießen das sexuelle Miteinander im Großen und Ganzen, das wollen wir festhalten. Auch vermute ich, dass Ihr Partner ein wirklich netter, intelligenter, rücksichtsvoller Mann ist. Er hat ohne Zweifel erotische Fähigkeiten, er experimentiert gerne mit Ihnen, kann sich sexuell etwas nehmen und lässt sich auf die Beziehung ein. Das ist gut und sexy.

Aus meiner Sicht wirkt in Ihnen beiden unschuldigen Menschen ein bisschen patriarchalische Geschlechtergeschichte, sprich die Machtungleichheit von Mann und Frau sowie die Zurücksetzung der weiblichen Lust gegenüber der männlichen, vielleicht sogar mit einem Spritzer Angst vor anarchisch-bedrohlichem Potenzial der weiblichen Begierde, wo doch Frauen sonst schon so viel mehr Macht haben als früher. Nicht dass Sie das alles denken oder unterschreiben würden. Sie haben auf der bewussten Ebene bestimmt beide ein anderes Selbstverständnis. Dennoch: Etwas Kollektives führt auf Ihrem persönlichen sexuellen Festplatz sein Tänzchen auf. Ein Tänzchen, das seit so langer Zeit getanzt wird, dass es zum Programm gehört, einfach weil es immer so war und sich selbst immer wieder fortsetzt, weil jemand immer weitertanzt. Gender-Folklore!

Bitte das nicht Ihrem Partner allein anlasten. Sie haben mit ihm mitgetanzt, indem Sie »der Orgasmus ist nicht so wichtig« und ähnliche Dinge beschwichtigend geäußert haben. Selbst wenn das prinzipiell stimmt und Sex für Sie viel mehr ist als Orgasmusfixierung – gut! –, haben Sie sich hier eindeutig zurückgenommen. Es könnte sein, dass Ihr Freund durchaus Wert auf Ihre Befriedigung legen würde, aber durch Ihren Rückzug an dieser Stelle verunsichert ist. Vielleicht ist er auch in nichtpenisorientierten Techniken wenig erfahren. Und jetzt höchstpersönlich gefragt: Welches Risiko spüren Sie bei der Vorstellung, ihn zu bitten, Sie vor oder nach seinem Orgasmus zum Höhepunkt zu stimulieren? Ihn an einem Schwachpunkt zu erwischen wäre nur das eine. Wie leicht fällt es Ihnen, erotisch im Mittelpunkt seiner Zuwendungen zu stehen? Sind Sie es sich wert, einfach etwas zu bekommen? Sich ihm zuzumuten? Das fällt Menschen jeden Geschlechts unterschiedlich leicht und hat meines Erachtens oft mit der individuellen Bedürfnisgeschichte zu tun: Wessen Bedürfnisse standen in meiner Herkunftsfamilie im Vordergrund? Was durfte ich mir nehmen ohne Schuldgefühle oder Bedrohung? Wie sicher waren meine Bindungen? Wie war das in meinen bisherigen sexuellen Beziehungen? Darf ich genießen, wenn du nicht genauso auf deine Kosten kommst? Wie verletzlich fühle ich mich, wenn ich mich nackt in meine Lust fallen lasse, während du mich siehst?

Das Kollektive und das Individuelle wirken in uns zusammen. Ich wünsche, dass das Bewusstsein, dass Sie an dem Punkt nicht allein, sondern in allerbester Gesellschaft sind, Ihnen helfen wird, den Mund aufzumachen und die Folklore zu beenden. Sie können auch ohne Worte Ihren Freund entweder vor seinem Höhepunkt oder danach mit einem verführerischen Lächeln anleiten, sein Privileg zu genießen, Ihre wundervolle Vulva auf die genau willkommene

Art zu berühren, sodass Sie vor allem sich selbst, aber auch ihn mit Ihrem Orgasmus beschenken können. Hiermit wäre auch die Entladung des Textes eigentlich erfolgt, aber ich füge noch einen Cliffhanger hinzu (nach dem Höhepunkt ist vor dem Höhepunkt): Wenn Sie Lust hätten, Ihre sexuellen Stimulationsgewohnheiten so zu erweitern, dass es Sie mit der Zeit auch mehr erregen könnte, einen Penis in Ihrer Vagina zu fühlen, wäre das womöglich ein weiterer Gewinn an Frauenpower im Bett. Aber das steht auf einem anderen Blatt.

Eigentlich wollte ich mich trennen, dann kam Corona. Wie schaffe ich es, jetzt nicht durchzudrehen?

Zusammenbleiben müssen – wie geht das? Indem man sich entscheidet, nicht Opfer der Situation zu sein. Auch wenn man seinen Partner gern auf den Mond schießen würde.

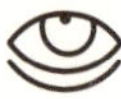

Eva B., 41 Jahre Ich möchte mich trennen. Das ist mir kurz vor dem Lockdown nach jahrelangem Auf und Ab klar geworden. Auf einmal aber sitzen wir beengt zu viert in einer Dreizimmerwohnung, und ich kann weder meine Absicht meinem Mann genau jetzt mitteilen, der würde kollabieren, noch kann ich in absehbarer Zeit gehen. Unseren Kindern (3 und 11) möchte ich aktuell nicht noch mehr Belastungen zumuten. Sie müssen genug Ungewissheit aushalten. Außerdem sind wir beide Freiberufler und finanziell in die Krise geraten. Alles für eine

Trennung denkbar ungünstige Voraussetzungen. Gleichzeitig halte ich es kaum noch aus. Wir streiten nicht mehr so oft, weil ich mir extrem auf die Zunge beiße. Aber ich ertrage seine Nähe kaum noch. Manchmal bin ich kurz vor dem Wahnsinnigwerden. Ich schlafe unruhig und beherrsche mich mit allerletzter Kraft. Lange halte ich das nicht mehr durch. Wie kann ich mit dieser Extremsituation umgehen?

Die Pandemie nimmt keinerlei Rücksicht auf die Lage der Einzelnen. Sie durchkreuzt gnadenlos Pläne, rüttelt an Existenzen und lässt auch Ihren Anlauf zu einem entscheidenden Wendepunkt ins Leere laufen. Das bringt Sie und Ihre Familie in eine auf mehreren Ebenen schwierige Situation, die auch dann schwierig bleibt, wenn Sie das Beste daraus machen. Sie brauchen konkrete Strategien auf zwei Ebenen: zur Emotions- und Stressregulation im Hier und Jetzt und zur Entwicklung von Zukunftsperspektiven.

Weder kenne ich Ihren Partner noch Ihre konkrete wirtschaftliche Situation. Somit kann ich mir nicht anmaßen, Ihren tatsächlichen Grad an Freiheit zu beurteilen. Doch sehe ich es nicht als zwingend an, dass Sie in der aktuellen Situation verbleiben. Es ist Ihre Entscheidung, weil Ihnen der Preis und die Risiken einer Trennung aktuell zu hoch sind. Verstehen Sie mich richtig: Ich rate Ihnen nicht, Hals über Kopf zu gehen – und verstehe Ihre Gründe, zu bleiben, gut. Warum betone ich dann den Entscheidungscharakter? Weil Sie kraftvoller agieren werden, wenn Sie sich nicht als Gefangene oder Opfer sehen, sondern zu sich sagen: »Ich habe bewusst entschieden, erst einmal weiter in dieser Konstellation zu bleiben, auch wenn es mir unsagbar schwerfällt. Dazu stehe ich.«

Während Sie bleiben, können Sie einiges für sich tun. Sie sind nicht allein. Dies gilt im doppelten Sinn: Das Aushalten schier unmöglicher Umstände betrifft viele. Und Sie dürfen sich Unterstützung holen. Mit welcher Ihrer Freundinnen oder Verwandten können Sie Ihr Innerstes auf eine Weise teilen, dass Sie sich unterstützt fühlen? Nehmen Sie mit einer psychologischen oder einer Ehe-, Familien- und Lebensberatungsstelle Kontakt auf. Auch telefonisch, per Videokonferenz oder Chat bietet ein Gegenüber einen Raum für unsere Sorgen und Abwägungen, ist ein Spiegel für unsere Gedanken und Gefühle und sieht aus der Außenperspektive vielleicht unbeachtete Möglichkeiten. So hätten Sie ein Separee für Ihre Belange.

Separee ist ein gutes Stichwort: Was aktuell ganz besonders fehlt, ist ein eigener Raum. Zeit und etwas Platz für uns selbst brauchen wir, um hinreichend zu uns kommen zu können und zu spüren, dass wir selbstbestimmt handeln können. Auch wenn Sie sich in der Situation gefangen fühlen, brauchen Sie das Gefühl, nicht immer mit Ihrem Mann zusammen sein zu müssen; Momente zu haben, in denen Ihre Gefühle und Gedanken nicht durch seine Anwesenheit mitbestimmt sind.

Diese Momente gilt es im Hier und Jetzt bewusst zu spüren, anstatt schon wieder an später zu denken. Räume entstehen, wo Grenzen sind. Diese müssen im Setting drei Zimmer, vier Personen bewusst etabliert werden. Wann und wie nehmen Sie Zeit für sich ganz allein? Wann verlässt Ihr Mann die Wohnung? Um ein Minimum an Zeit und Raum für sich haben zu wollen, braucht man nicht mal eine Trennungsabsicht – in allen Familien stellen sich aktuell diese Fragen. Zusätzlich könnte es für Sie wichtig sein, in einem anderen Zimmer zu schlafen, und wenn es die Wohnzimmercouch ist.

Vermutlich haben Sie gemischte Gefühle Ihrem Partner gegenüber. Mal würden Sie ihn am liebsten auf den Mond schießen, mal haben Sie ein schlechtes Gewissen, mal bedauern Sie, was nicht mehr möglich ist, und wünschen, es ginge doch noch weiter mit Ihnen. Mal tut er Ihnen, mal tun Sie sich selbst leid, Verzweiflung und Pragmatismus lösen einander womöglich ab. Wie geht die Regulation all dieser intensiven Gefühle? Indem Sie akzeptieren, dass es gerade eine Achterbahnfahrt ist. Und indem Sie sich selbst trösten und Mut zusprechen, sich bei Anspannung nicht einfach nur auf die Zunge beißen, sondern immer wieder tief durchatmen. Von dieser Strategie berichtete mir eine Frau, die sich nicht so schnell von ihrem Mann trennen konnte, wie sie es wollte. Sie sagte: »Auf einmal erinnerte ich mich an den Geburtsvorbereitungskurs. Ich habe mir angewöhnt, nicht mehr auf Kommentare, die mich triggern, zu antworten, sondern sie als Wehen zu betrachten, die ich ›veratmen‹ werde. Nichts sagen, Schmerz spüren, in diesen Schmerz hineinatmen, bis er nachlässt, loslassen, Freundlichkeit wiedergewinnen.«

Wo äußerliche Distanz kaum möglich ist, gibt es destruktivere und konstruktivere Möglichkeiten, um innerlich auf Abstand zu gehen. Destruktiv ist, wenn Sie so lange in seiner Nähe sind, bis Groll oder Ekel Sie massiv von ihm abstoßen. Konstruktiver ist, ihn immer wieder nicht als Ihren sattsam bekannten Partner, sondern als »diesen Mann« zu sehen, sprich aus einer unabhängigen Distanz. Diese Haltung könnte helfen, immer wieder ein Minimum an Respekt für ihn aufzubauen. Den braucht er, den brauchen Sie beide, auch in Ihrer gemeinsamen Zukunft als getrennte Eltern.

Was sind aktuell die besten unter den vielen unguten Momenten im Miteinander? Vielleicht der Augenblick, wenn Ihr Partner sich liebevoll um eins der Kinder kümmert. Wenn Sie es zu viert geschafft haben, bei schlechtem Wetter einen Spaziergang mit guter Laune durchzuhalten. Wenn ihm die Pasta gut gelungen ist. Wenn er respektiert hat, dass Sie allein sein möchten.

Vielleicht finden Sie nicht viel auf einmal, also suchen Sie nach den guten Minuten oder Sekunden. Denn eine Bewältigungsstrategie besteht aus mehreren Komponenten. Ich denke an die verschiedenfarbigen Griffe in einer Kletterwand. Sie hangeln sich von Griff zu Griff, das heißt von einem externen Gespräch zu einem guten gemeinsamen Moment und von dort wieder zu einem guten Moment allein, und finden immer wieder für kurze Zeit Halt. Wichtig ist es, einen eigenen Maßstab dafür zu haben, was es bedeutet, einen Tag gut gemeistert zu haben – und es sich auch sagen zu können.

Neben dem Veratmen und Weiterhangeln, sprich Durchhalten, gibt es noch den Bereich der Dinge, die besprochen werden müssen. Sie scheinen sich sicher zu sein, dass Sie keinesfalls offen mit Ihrem Partner über Ihre Trennungsabsichten sprechen möchten, weil Sie befürchten, dass die Situation eskalieren könnte. Diese Haltung könnten Sie mit einer außenstehenden Person immer wieder neu abwägen. Es könnte sein, dass Ihr Partner bereits spürt, was sich verändert hat. Die Situation wird sich dann dynamisch entwickeln. Nur angenommen, es wäre möglich, sich zu offenbaren, könnte im besten Fall eine sinnvolle Klärung und Verabredung über Zukunftsperspektiven erfolgen, an denen sich alle orientieren.

Und zuletzt: Vergessen Sie nicht das Träumen! Als Menschen haben wir diesen Schatz unserer Einbildungskraft. Wir können uns mitten aus der mühevollen Gegenwart in eine Zukunftsvision hineinbegeben und in ihr bildhaft entfalten, wie es einmal sein soll. Visionen helfen uns, geben Kraft.

Wie kläre ich als Mann meine Töchter auf?

Ein alleinerziehender Vater ist für alles zuständig. Ganz schön schwierig, seinen Kindern zu vermitteln, dass sie sexuelle Wesen sind. Wie achtet man die Schamgrenzen?

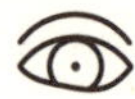

Bertram B., 38 Jahre Als alleinerziehender Vater von zwei Mädchen (vier und sechs Jahre) bin ich für alle Fragen der Erziehung zuständig, ob ich will oder nicht. Dazu gehören auch die sexuelle Aufklärung, die Intimpflege und alle Fragen, die die beiden zu ihrem zukünftigen Frausein haben. Ich weiß, dass ich ihnen keine Mutter ersetzen kann, möchte sie aber mit diesen Themen nicht allein lassen. Wie man als Mann mit seinem Geschlechtsteil umgeht, könnte ich einfacher erklären – und ansonsten halt vorleben, wie es ist, Mann zu sein. Was sind die wichtigsten Dinge für Mädchen? Wie kann ich sie gut begleiten, ohne übergriffig zu sein?

Es rührt mich an, wie verantwortungsvoll Sie über dieses Thema nachdenken. Das finde ich goldrichtig, und dies gilt genauso für Väter im Allgemeinen. Es ist ja keineswegs so, dass Frauen Mädchen prägen und Männer Jungen: Wir bewegen uns in unserer Entwicklung – sowohl körperlich als auch gesellschaftlich – immer und überall im Spannungsverhältnis der Geschlechter. Wichtige Erkenntnisse über uns selbst gewinnen wir alle sowohl von Männern als auch von Frauen.

Noch vielschichtiger wird das bei homosexuellen oder Transidentitäten von Kindern oder deren Eltern. »Männlich« und »weiblich« sind Konstruktionen, grobe Kategorien, kulturell scheinbar unverzichtbar und doch äußerst schillernd und kaum greifbar, wenn man genauer hinsieht.

Es ist mir wichtig, dies voranzustellen, weil ich zwischen Ihren Zeilen auch den bangen Wunsch vieler Alleinerziehenden höre, den Kindern eine möglichst »normale« Entwicklung zu ermöglichen. Orientiert sich die Vorstellung von »Normalität« am Modell der klassischen Kleinfamilie, sehen sich alle Alleinerziehenden mit dem Stereotyp der Unvollständigkeit konfrontiert, dem sie nicht entkommen können. Es sei denn, sie bilden mit einem neuen Partner beziehungsweise einer neuen Partnerin eine Patchworkfamilie.

Es geht in Ihren Fragen sowohl um die Beziehung zum Geschlechtsorgan als auch um das Gefühl der Geschlechtszugehörigkeit und die Identifikation mit Geschlechterrollen. Damit sind wir bei tiefgreifenden kulturellen Fragen. Denn die Sexualität von Mädchen und Frauen hat die Geschichte der Unterdrückung, der Kontrolle und der Unwissenheit längst nicht hinter sich. Zudem ist die Lage heute nicht gerade übersichtlicher geworden, was die Frage betrifft, wie ein gutes Leben als Mann oder Frau oder X gelingt.

Beginnen wir konkret mit der Intimpflege und der Beziehung zum Geschlechtsorgan. Wichtig ist, dass Ihre Töchter sich für die Beschaffenheit ihres Geschlechts interessieren und diesen Bereich auch berühren. Sie brauchen diesen Erkundungsprozess nicht zu forcieren. Sie können beim Waschen oder Duschen darauf achten, dass Ihre Töchter (am besten nur mit Wasser, ohne Seife) achtsam zwischen die Vulvalippen gehen und dass sie sich »von vorn nach hinten« waschen, sodass keine Bakterien aus dem Anusbereich in die Scheidenflora gelangen. Unterstützen Sie beiläufig jede Form der Neugier. Durch Hinschauen, Anfassen und Riechen bildet sich im Gehirn ihrer Töchter eine differenzierte sensorische Landkarte aus. Diese wird ihnen helfen, ihr Geschlecht als Teil ihres Körpers anzusehen. Es ist die Voraussetzung dafür, dass sie sich um ihre Vulva (den äußeren Teil des Geschlechts) und ihre Vagina (den inneren) ebenso gut kümmern werden wie um Haare, Hände und Gesicht.

Das wird sie auch dabei unterstützen, diesen Teil ihres Körpers als Ort der Kraft, der Erregung und der angenehmen Empfindungen schätzen zu lernen. Man könnte das für selbstverständlich halten – das ist es aber nicht. Für viele Frauen ist das Geschlechtsorgan ein blinder oder sogar ekliger Fleck auf der Landkarte des Körpers.

Wenn Ihre Töchter sich intim berühren, können Sie freundlich nicken und eine positive Bemerkung dazu machen, ganz genauso, als wenn Sie beobachten, dass Ihre Töchter an einem Spielzeug Freude haben, es genießen, ein Eis zu essen, oder es als angenehm empfinden, wenn Sie ihnen die Haare föhnen. Kinder spüren sofort, was Eltern billigen und unterstützen und was nicht. Das hat nichts mit Übergriffigkeit zu tun. Die wäre nur gegeben, wenn Sie die Kinder kontrollieren oder die Situation mit Anspielungen aufladen würden.

Während ich Sie ermutige, weiß ich, dass ich damit in ein Wespennest stoße, denn es gibt Kontroversen über die Frage des richtigen Umgangs mit Kindern in der sogenannten Geschlechtserziehung. Sei's drum. Natürlich entscheiden Kinder selbst, was ihnen peinlich ist. Es ist an Ihnen zu erkennen, wo ihre Schamgrenzen verlaufen, und diese nicht zu überschreiten. In meiner Praxis berichten Klientinnen, was sie als Kind als zu offensiv erlebt haben: einschlägige Bücher, die demonstrativ auf ihren Nachttisch gelegt wurden, Erdbeerfeste, die den Beginn der Menstruation hinausposaunten, Mütter, die Masturbationsgewohnheiten zum Besten gaben, Väter, die zotige Witze erzählten – das alles geschah ungefragt und ignoriert den entscheidenden Punkt, sich bei den Kindern die Erlaubnis einzuholen, ihnen bei der Entdeckung ihrer Sexualität verantwortungsvoll zur Seite zu stehen.

Da die anatomischen Kenntnisse vieler Männer – allerdings auch Frauen – über das weibliche Geschlechtsorgan begrenzt sind, empfehle ich Ihnen, sich kundig zu machen. Zur Aufklärung gehört heute, die korrekten, nämlich sehr weitläufigen Ausmaße der Klitoris zu vermitteln. Welche Informationen in welchem Alter dran sind, bestimmen Ihre Töchter über ihre Fragen aktiv mit, wenn Sie offen dafür sind. Es spricht nichts dagegen, eigene Kosenamen zu entwickeln. In unserem Sprachgebrauch gibt es nämlich nur wenige Wörter, die die weibliche Sexualität und das weibliche Genital positiv besetzen.

Für alles Weitere braucht es eigentlich nur diese Botschaften, die das Vertrauen Ihrer Töchter stärken können:

- Ihr seid als Kinder sinnlich-sexuelle Wesen. Das ist normal und begrüßenswert.
- Ihr dürft spüren, was euch guttut und was nicht. Und dem vertrauen.
- Ihr dürft über euren Körper und seine Grenzen selbst bestimmen.
- Ihr dürft euch für alles interessieren, mit weiblichen und männlichen Attributen spielen und auch Rollenvorbilder außerhalb der Familie finden.
- Wenn ich für eine Frage nicht der Richtige zu sein scheine, dürft ihr sie an eine andere Person eures Vertrauens richten.

So sind Sie gut gerüstet für Ihre privilegierte Rolle, gleich zwei wunderbare weibliche Wesen im Leben zu begleiten. Viel Freude dabei!

Habe ich keinen Orgasmus, weil ich verliebt bin?

Bisher hat sie sich in ihren sexuellen Bedürfnissen immer gut behaupten können. Nur bei diesem Mann ist sie gehemmt. Weil sie sich wünscht, dass aus der Affäre mehr wird.

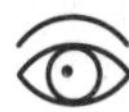

Jana M., 43 Jahre Ich bin Single und bewege mich aktiv auf dem Singlemarkt – schon mit der Absicht, eine feste Beziehung einzugehen, aber auf dem Weg dahin bin ich offen für verschiedene Begegnungen. Aktuell date ich nur einen Mann und habe mich wohl auch in ihn verliebt, auch wenn ich es ungern zugebe. Wir haben sehr guten Sex miteinander, finde ich. Außerhalb des Bettes werde ich nicht ganz schlau aus ihm. Wenn wir uns getroffen und körperlich geliebt haben, fühle ich mich oft ganz weich und verletzlich und würde gerade dann gerne den Kontakt fortsetzen in Form eines baldigen Wiedersehens oder von Textnachrichten oder eines Telefonats. Dann reagiert er aber meistens nicht, sondern kommt wieder auf mich zu, wenn ihm danach ist. Dazwischen hänge ich jedes Mal am seidenen Faden.

Wenn wir uns wiedersehen, ist es toll. Mich beschäftigt eine Sache an mir selbst beim Sex mit ihm. Ich komme nicht zum Orgasmus, obwohl mich der Sex erregt. Bei mir funktioniert das beim Paarsex nie von allein durch die Stellungen, sondern ich muss bei mir Hand anlegen an der Klitoris. Das finde ich grundsätzlich auch okay und habe es oft so gemacht. Bei diesem Mann traue ich mich das irgendwie nicht. Ich bin gehemmt, mache mir Gedanken, ob es ihn unangenehm berühren könnte, wenn er merkt, dass ich zusätzliche Stimulation brauche. Gleichzeitig hoffe ich, dass er den Sex auch ohne meinen Orgasmus gut findet, und frage mich, wie es wohl weitergeht, wenn sich an der Stelle nichts tut. Wie könnte ich mich selbst unterstützen, um einfach voll in den Genuss zu gehen?

Ihr aktuelles Problem gibt ein wunderbares Beispiel dafür, wie wenig erschöpfend sich Sexualität über Körpervorgänge, Stimulation und Zielerreichung erschließt. Wäre Sexualität eine Sache für sich ohne Kontext, stünden wir jetzt vor einem Rätsel. Sie sind eine sexuell voll funktionsfähige Frau, die gelernt hat, für sich zu sorgen, ihre sexuelle Erregung selbst bis zum Orgasmus optimal zu steigern, mit und ohne Sexualpartner. Kompetent! Und auf einmal klappt es nicht? Mühelos könnten wir uns darüber verständigen: Die patriarchalischen Zeiten, in denen Frauen Männern einen für diese selbstwertdienlichen sexuellen Genuss vorspielen und vermeiden, sie beim Liebesspiel zu verunsichern, sollten vorbei sein. Sie sind es nicht für alle von uns, aber sie sollten es sein.

Sie kamen bislang hier gut klar und haben sich in der Vergangenheit mit Ihren sexuellen Bedürfnissen Männern problemlos zugemutet. Und auf einmal fällt Ihnen das schwer. Wie genau kommt das?

Ihren Worten entnehme ich, dass Sie sich in einer Zwickmühle befinden: Sie würden sich gerne zum Höhepunkt stimulieren, befürchten aber, dass es den Mann verprellen könnte, wenn er dabei eine Nebenrolle spielen würde. Zugleich fürchten Sie, dass er den ausbleibenden Höhepunkt ebenfalls falsch verstehen und persönlich nehmen könnte.

Wäre dieser Mann für Sie nur eine Eroberung, ein Sexfreund, reiner Lustgefährte, gäbe es diese Zwickmühle, diese Rücksichtnahme nicht. Der Punkt ist: die Liebe.

Wenn wir uns verlieben, machen wir uns nackt. Wenn wir Intimität suchen, öffnen wir unser Innerstes. Wenn wir spüren, dass wir uns an eine Person binden möchten, verbindlich sein wollen und uns diese Verbindlichkeit vom anderen sehnlichst auch wünschen, geben wir unsere Bedürftigkeit preis. Das macht sowieso Angst, erst recht aber, wenn der andere offenbar kein Problem damit hat, uns am seidenen Faden hängen zu lassen – warum auch immer.

Wie es aussieht, sind Sie zu Recht verunsichert darüber, ob Ihr Angebeteter wirklich zur Reise in die Dimension Liebesbeziehung bereit ist. Also sind Sie dabei, sich immer wieder selbst zu regulieren, um Ihr Herz zu schonen. Sie versuchen in einer gefühlsmäßig wackeligen Situation zu überleben: Meldet er sich wieder? Was, wenn nicht? Wenn ich ihm sage, was ich empfinde, vergraule ich ihn dann?

Ich wette, wäre Ihr Herz beim Sex nicht involviert, könnten Sie einen Orgasmus nach dem anderen erleben. Ihr Herz ist aber dabei. Etwas in Ihnen spürt, dass Sie emotional nicht sicher genug für die Hingabe sind. Da der Orgasmus auch mit Loslassen zu tun hat, ist sein Ausbleiben der passende körperliche Ausdruck Ihres Zweifels. Vielleicht ist das Maß an sexuellem Genuss genau angemessen dem Stadium des Vertrauens und drückt eine Diskrepanz aus, die schmerzhaft, aber nun mal da ist.

Ich finde diese Lesart wunderschön, ein Zeichen dafür, dass Sie mit sich im Einklang und Ihren Bedürfnissen treu sind. Die Erotik ist ein Spiegel, eine Bühne. Dort stellt Ihr Körper die Frage, ob Sie bei dem Mann finden, was Sie suchen. Diese Frage würde ich ernst nehmen: ob Sie sich dauerhaft mit so wenig Zuneigung und Commitment seinerseits abfinden. Sie sind fähig zu Affären, suchen aber eine verbindliche Liebesbeziehung. Diesem Bedürfnis treuer zu sein als diesem Mann, darin liegen gleichermaßen Ihr aktuelles Risiko und Ihre Entwicklungschance. Seine vielleicht auch, aber das müsste er erst noch herausfinden.

Wie überrede ich meinen Freund zu einem Dreier?

Zwei plus eins – für die meisten Paare bleibt Sex zu dritt Fantasie. Wie redet man darüber, ohne dass der andere denkt, er hätte allein nicht mehr genug im Bett zu bieten?

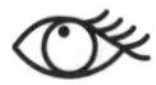

Nina B., 38 Jahre Ich habe schon oft davon geträumt, gleichzeitig mit meinem Freund und einem anderen Mann zu schlafen. Wie bringe ich ihm bei, dass ich mir einen Dreier wünsche, ohne ihn zu verletzen?

Der Dreier zählt zu den beliebtesten Fantasien vieler Menschen, während er im echten Leben nur von manchen praktiziert wird. Die Paarbeziehung sexuell für eine dritte Person zu öffnen, streift die Außengrenzen in einer vom Monogamieideal geprägten Gesellschaft – ein Dreier ist immer noch, auch wenn wir heute eigentlich alles dürfen, mehr oder weniger ein Tabu.

Wie immer beim Sex bekommen wir es hier mit sehr unterschiedlichen Bedeutungsaufladungen zu tun. Für manche hat der Sex zu dritt einfach keinen Charme. Für viele scheint die Intimität verletzt zu sein, wenn eine dritte Person den erotischen Paarraum betritt. Anderen ist eine Unterscheidung zwischen sexueller Öffnung und emotionaler Exklusivität klar möglich. Und bei wieder anderen liegt ein voyeuristischer Reiz darin, den eigenen Partner mit der/dem Dritten in der Lust zu sehen.

Dreier ist also nicht gleich Dreier. Die individuellen Grenzen können sehr verschieden verlaufen. Männer fantasieren häufiger von Sex mit zwei Frauen. Die Anwesenheit eines weiteren Mannes könnte für sie weniger interessant sein, oder es könnten homophobe Ängste oder Rivalität aufkommen. Oder nichts von alledem.

Und nun wissen Sie nicht, wie Ihr Freund das sieht. Wenn Sie schon eine Weile mit ihm zusammen sind, können Sie seine sexuelle Offenheit vermutlich einschätzen und Ihre Strategie daran anpassen. Was bedeutet ihm Sexualität mit Ihnen? Welche Vorerfahrungen bringt er mit? Wie verletzlich schätzen Sie ihn ein? Wie neugierig?

Ihn mit Ihrem Wunsch nicht zu verletzen, ist ein verständliches Anliegen. Dennoch sollten Sie darauf gefasst sein, dass er Ihr Begehren nicht teilt oder wirklich verletzt reagiert. Seine Reaktion liegt nicht in Ihrer Hand. Sie entwertet allerdings auch nicht Ihren Wunsch. Wenn Sie selbst bejahen können, dass beide ein Recht auf ihre Reaktion und ihr (Nicht-)Wollen haben, so ist dies die beste Voraussetzung für Ihre Offenbarung. Je klarer Sie für sich selbst wissen, was genau am Dreieck Sie so reizt, desto eher können Sie sich auf einer Ebene des Verstehens treffen – und landen nicht bloß im Schwarz-Weiß des Machens oder Nichtmachens.

Wie könnten Sie es konkret angehen? Indem Sie einen passenden Moment abwarten. Passend heißt: entspannt und zugleich intim. Dann könnten Sie ihn zuerst fragen, was ihn besonders anmacht und ob es etwas gibt, das er gerne mal ausprobieren möchte. Damit öffnen Sie das Gespräch für die Idee, dass es etwas außerhalb Ihrer bislang geteilten Wünsche geben könnte und dass dieser Bereich Sie interessiert. Dabei können Sie gleich prüfen, wie offen Sie selbst für das sind, was da zum Vorschein kommen könnte. Später könnten Sie entweder von einem Paar erzählen, das einen Dreier ausprobiert hat, und ihn fragen, wie er das fände. Oder Sie wagen sich direkter vor: »Angenommen, es gäbe etwas, das ich mir wünsche, würdest du dich dafür interessieren? Auch wenn es ein bisschen außerhalb unserer bisherigen Komfortzone läge?« Und dann wird es spannend.

Sind zwei Jahre Liebeskummer nicht genug?

Aufstehen und weitergehen – das sind so die Empfehlungen nach der Niederlage einer Trennung. Aber es dauert oft schmerzlich lange, eine Bindung wirklich zu lösen.

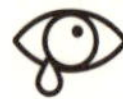

Meinolf H., 58 Jahre Ich befinde mich in einer schwierigen Lage, ich leide an gebrochenem Herzen. Liebeskummer hoch zehn. Ich dachte, es würde schneller vorbeigehen, aber nun sind schon zwei Jahre vergangen, seit meine Partnerin mich verlassen hat. Vor der Beziehung mit ihr war ich lange einsam, und nun bin ich es wieder. Ich komme einfach nicht darüber hinweg. Mittlerweile haben meine Kinder, Freunde und Bekannten die Geduld mit mir verloren. Das verstehe ich. Sie haben keine Lust mehr, ständig einen Trauerkloß erfolglos aufzumuntern. Nun fühle ich mich aber erst recht allein, weil ich mit niemandem mehr über meinen Kummer sprechen kann, und fange an, mich zu schämen und auch darüber zu ärgern, dass ich in meinem reifen Alter anscheinend nicht Manns genug bin, um weiterzugehen. Daher wende ich mich an Sie. Wie soll ich mir selbst helfen?

Das gebrochene Herz. Dieser Ausdruck spiegelt nicht nur das Erleben, dass etwas in unserem Innersten irreparabel zerstört wurde, wider – sondern auch ganz konkret die körperlichen Empfindungen, die Liebeskummer auslösen kann. Jede Person, die ihn erfahren hat, kennt den Druck auf der Brust, den Schmerz in der Gegend des Herzens, das bleierne Körpergefühl.

Eins steht fest: Liebeskummer ist ein in seiner existenziellen Tiefe und emotionalen Tragweite unterschätztes Phänomen unseres Lebens, vielleicht nicht in der Weltliteratur, aber im profanen Alltag. Dort schämen sich die Geplagten, die sich an mich wenden, oft in ähnlicher Weise, wie Sie es andeuten. Gesellschaftlich wird erwartet, dass sie aus unguten Beziehungsmustern rasch herauskommen und nach einer Trennung aufstehen und zügig weitergehen. Oder der Liebeskummer wird der Jugend noch zugestanden, nicht aber den Reiferen unter uns, die doch genug Halt im Leben haben sollten, um das Verlassenwerden zu verwinden. Was natürlich Quatsch ist. Wer liebt, ist immer und in jedem Alter verletzbar.

Wir binden uns an unseren Partner oder unsere Partnerin, und wenn sie die Bindung lösen, tut es weh. Zeit heilt solche Wunden tatsächlich. Aber Zeit bedeutet auch, dass es dauert! Somit muss die Ungeduld Ihrer Lieben für Sie nicht das Maß sein. Interessant wäre für mich weniger die Zeitdauer an sich, sondern die Frage, wie Sie sich selbst über die Zeit erleben. Trauerprozesse haben kein definiertes Ende, aber sie können unterschiedlich produktiv sein. Produktiv hieße in Kurzform: den Verlust anerkennen, den Schmerz fühlen, bis es irgendwann einfacher wird, Distanz und Abgrenzung zum Alten vorzunehmen.

Liebes-
kummer
ist ein in seiner
existenziellen
Tiefe und
emotionalen
Tragweite unter-
schätztes
Phäno-
men
unseres
Lebens,
vielleicht
nicht in der
Weltliteratur,
aber im
profanen Alltag.

An welcher Stelle hängt es bei Ihnen? Haben Sie die Trennung anerkannt? Erlauben Sie sich wirklich schmerzhafte Gefühle – oder kreisen Sie nur gedanklich drum herum? Haben Sie aktive Schritte zum Abstandnehmen ergriffen – oder suchen Sie innerlich immer noch die Verbindung? Wünschen Sie sich ein neues Leben – oder ängstigt Sie die Frage, welchen Sinn Sie ihm verleihen könnten?

Immer wenn wir in einem Prozess gerne weiter wären, als wir es sind, tun wir gut daran, uns nicht für unsere angebliche Unzulänglichkeit zu verachten. Stattdessen sollten wir davon ausgehen, dass unser Verhalten irgendwie Sinn ergibt. Welchen Sinn hat also Ihr Festhalten am Kummer?

Einige gute Gründe könnten sein: ungelöste Schuldgefühle, Vermeidung von Verlustschmerz, Scham, Einsamkeitsbefürchtungen.

Vielleicht machen Sie sich Vorwürfe, Ihre Partnerin nicht genug geliebt, nicht das Richtige getan zu haben, um sie zu halten. Das Kreisen um das Versäumte aber ist ein Teufelskreis, weil die Chance gar nicht besteht, die Vergangenheit zu korrigieren, und die Verflossene Absolution nicht gewährt. Es ist nicht einfach, Selbstkritik auszuhalten – so, dass wir uns damit nicht nur fertigmachen, sondern darin auch erkennen, dass wir uns genug wert sind.

Finden Sie, dass Sie überhaupt berechtigt sind, wieder ein gutes Leben zu haben? Nur wenn Sie mit Ja antworten, geht es an dieser Stelle weiter.

Vielleicht kam die Trennung sehr plötzlich oder ging mit einem verletzenden Verhalten Ihrer Partnerin einher. Und es hat Sie eiskalt erwischt. Solche unerwarteten Beziehungsabbrüche wirbeln Menschen oft für lange Zeit extrem durcheinander. Es scheint, als bräuchten wir von dieser Person unbedingt noch etwas – eine Entschuldigung, ein Wort der Wertschätzung, das uns wieder in den Stand einer liebenswerten Person erhebt. Alles andere darf nicht wahr sein, beschämt uns so tief, nimmt uns allen Halt.

Das Problem ist, dass diese Absolution ab einem bestimmten Punkt von diesem Menschen nicht mehr kommen wird. Auch hier gilt: Wir müssen selbst zu einem Abschluss kommen, uns von der Bestätigung durch den anderen oder die andere lösen, uns selbst wieder Halt geben. Was hieße das in Ihrem Leben konkret?

Womöglich haben Sie sich bislang nicht abgegrenzt. Meist idealisieren Menschen die Person, die sie verlassen hat. Sie kreisen in Gedanken um ihre Vorzüge und um die fantastische gemeinsame Zeit. Erinnerungsstücke werden zu Reliquien. Die Krux ist: Mit jeder Tuchfühlung gehen Sie emotional eine toxische Neuverbindung ein. Jedes Mal, wenn Sie im Internet nach der Person suchen, gibt es einen Kick, der die Trennung für Momente vergessen macht, aber letztlich nur noch eine Verbindung vorgaukelt, wo keine mehr ist.

Oft sind die Gefühle, die wir bei Trennungen erleben, älter als die gegenwärtige Situation und aktualisieren frühere Verletzungen. Falls Verlassenwerden ein Thema Ihrer Kindheit und Jugend war und Sie die damit einhergehenden Gefühle – Schmerz, Trauer, Wut, Verlorenheit – bereits aus dieser Zeit kennen, wäre es nicht verwunderlich, dass Sie nun glauben, damit nicht umgehen zu können. Denn als Sie diese Gefühle erstmals erlebt haben, waren Sie nicht erwachsen und konnten sich möglicherweise nicht aus eigener Kraft helfen. Heute können Sie das aber, und das ist wichtig.

Und Sie können sich Unterstützung holen, von Menschen, die Sie kennen und lieben. Diese können den Verlust nicht kompensieren, aber eine Gegenwelt schaffen, in der Sie sich geliebt fühlen können. Diese Unterstützung bröckelt bei Ihnen gerade, weil die anderen die Geduld zu verlieren scheinen. Anstatt ab jetzt alles mit sich allein auszumachen, könnten Sie allerdings darüber nachdenken, wie Sie anders als bisher mit Ihrem Kummer sichtbar werden. Dosis und Timing sind hier wichtige Faktoren. Falls Sie in den letzten Monaten achtzig Prozent der Gespräche mit Ihrem Thema ausgefüllt haben, könnten Sie auch mal wieder probieren, sich deutlicher nach dem Befinden Ihrer Lieben zu erkundigen. Statt zu sagen, dass es manchmal lichte Momente gibt, aber meistens alles schwarz ist, könnten Sie sagen: »Das verdammte alte Schwarz ist immer noch da, aber ich möchte jetzt auch mal an was anderes denken. An was denkst du zurzeit zum Beispiel öfter?« Nicht nur Sie brauchen die anderen, sondern Ihre Kinder und Freunde brauchen auch Sie! Das lässt Sie im besten Fall erfahren, dass Ihr Leben Sinn hat in diesen Beziehungen.

Entlastend für Sie selbst und Ihre Lieben wäre sicherlich professioneller Rat: Von jemandem, der mit Ihnen die Bedeutungen Ihres Schmerzes herausarbeitet und Sie erkennen lässt, warum Sie so lange in dieser Liebeskummersituation verharren mussten. Jemand, der Sie mit der Frage konfrontiert, wann Sie Ihr Leben wieder zu Ihren Gunsten gestalten wollen und sich selbst Ihre Würde wieder zurückgeben werden. Die Chancen stehen gut, denn Sie beginnen etwas zu entwickeln, was garantiert in eine Vorwärtsbewegung mündet: Ärger über die Stagnation.

Warum finden wir nicht mehr zueinander?

Früher litt sie an Depressionen und wies ihn oft zurück. Jetzt ist es schwer, die Erotik neu aufleben zu lassen. Das Besinnen auf die eigene Lust könnte die Lösung sein.

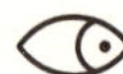

Felicitas H., 35 Jahre Mein Freund und ich sind seit fünf Jahren ein Paar, und abgesehen von unserem Sexualleben würde ich nichts ändern wollen. Seit circa drei Jahren bin ich aufgrund von Depressionen in Therapie und habe zeitweise auch meine Lust an sexuellen Aktivitäten verloren. In der Zeit habe ich meinen Freund oft abgewiesen, und ich glaube, diese Zurückweisung sitzt tief. Er hat aufgehört, sich romantisch zu bemühen. Wenn er Sex möchte, versucht er es auf eine plumpe Art und ist dann eingeschnappt, wenn ich daraufhin nicht sofort erregt werde. Er bringt immer mal wieder Sprüche über unser Zuwenig an Sex. Ich versuche mit ihm darüber zu reden und habe ihm auch erklärt, dass ich jetzt wieder öfter mal Lust habe, wir aber nicht mehr zueinanderfinden. Seine plumpe Art törnt mich ab, und wenn es dann doch mal zärtlich wird, gleicht es eher den ersten Versuchen eines Teenies. Wir tänzeln umeinander herum – bloß nichts tun, was den anderen abtörnen, verletzen oder verärgern könnte. Dabei wissen wir eigentlich ziemlich genau, was der andere mag, und ich kommuniziere auch offen meine Bedürfnisse. Der Sex ist aber einfach nicht mehr wie früher. Manchmal platzt mir der Kragen, und dann sage ich einfach: »Dieses Rumtänzeln macht mich nicht an! Ich möchte Sex, jetzt!« Das hilft, aber, um ehrlich zu sein, so stelle ich mir unser Sexleben nicht vor. Auch Kommunikationsversuche helfen wenig. Wir haben beide keine Idee, wie wir wieder mehr Knistern in unsere Beziehung bringen können. Manchmal habe ich das Gefühl, unser Sexualleben durch meine häufigen Zurückweisungen kaputt gemacht zu haben.

Es ist ein tiefes ewiges Thema: unser Bedürfnis nach erotischer Bestätigung durch unseren Partner. Wäre Sex einfach nur Sex, hätten wir diesen Schmerz nicht, wenn der oder die andere keine Lust darauf hat. Aber es geht um viel mehr für die meisten von uns: Bin ich angenommen? Kannst du mich riechen, aushalten, findest du mich attraktiv? Bin ich die Person, die du wirklich und ganz und gar und am meisten von allen willst? Bin ich in deinen Augen sexuell kompetent? Kann ich dir geben, was du brauchst? Mache ich dich glücklich? Das sind eine ganze Menge Fragen, bei denen wir uns vor der Antwort Nein fürchten.

Folgt auf unser sexuelles Verlangen dieses Nein, sind wir auf uns zurückgeworfen. Das Nein des anderen berührt uns, dringt in unser Herz und tritt in Resonanz mit unseren Vorerfahrungen in Beziehungen und im Sex. Es fordert unser Selbstwertgefühl heraus, testet unsere Bindungssicherheit und rührt an die Verlustangst.

Es gibt verschiedene Intensitäten des Nein in Qualität, Ton und Häufigkeit. Sie begannen in einer Phase häufiger Nein zu signalisieren, in der Sie mutmaßlich mit sich beschäftigt und im Affekt gedämpft waren. Vielleicht hat alles zusammen Ihren Partner erschreckt, hilflos gemacht und in ihm das Gefühl ausgelöst, fundamental zurückgewiesen oder in dieser Beziehung alleingelassen zu sein. Manchmal sitzen diese Gefühle so tief, dass es – bewusst oder unbewusst – riskant erscheint, sich noch mal so verletzlich zu machen und mit dem eigenen Wollen zu zeigen. Prozesse verselbstständigen sich, sodass es nicht verwunderlich ist, dass Ihr Freund nicht sofort positiv reagiert, wenn Sie signalisieren, dass die Lust jetzt wieder da sei. Es geht hier nicht um ein sexuelles, sondern um ein emotionales Problem, das sich im sexuellen Umgang miteinander zeigt. Wenn Sie über diese Zeit sprechen, könnte es daher sinnvoll sein, die sexuellen Fragen dieser Phase in den größeren Zusammenhang des Umgangs mit der Depression innerhalb der Beziehung zu stellen. Eine Mischung aus Verunsicherung und Groll könnte das »neue« sexuelle Verhalten Ihres Partners erklären – und ein Muster, das übrigens nicht er allein, sondern Sie beide zusammen wiederholen: einerseits das Thema Sexualität fast zu vermeiden, drum herumzutänzeln, zu zaghaft vorzugehen. Andererseits zu plumpe, zu direkte Signale zu senden, um diese verdammte Schwelle endlich zu überwinden. Mir kommt die Kombination dieser Strategien wie ein Schiff vor, das heftig von einer Seite zur anderen schwankt und nicht in die Balance gelangt. Die Verführungssituation ist bei Ihnen beiden in besonderer Weise in Schräglage geraten. Die Verführung ist der Schwellen- und damit der Angst- und Ambivalenzmoment in der Sexualität; die emotional gefährlichste Situation, weil das Wollen erst austariert und ausgehandelt wird. In der Verführung sind wir splitternackt. Durch Ihre Schutzstrategien stehen Sie vermeintlich weniger nackt voreinander, aber Ihr Wollen bleibt verstellt und kommt gar nicht mehr beim anderen an.

Sie selbst haben allerdings einen großen Schatz, den Sie einbringen können: Sie spüren Ihr Verlangen wieder mehr und klarer. Mit dieser Klarheit können Sie das Boot zur Ruhe bringen, wenn Sie selbst daran festhalten und es als Orientierung benutzen. Vielleicht mögen Sie die direkte Ansage »Ich will jetzt Sex!« nicht, weil sie unromantisch erscheint. Sie funktioniert aber. Wenn Ihr Freund oft genug überdeutliche Signale des Wollens von Ihnen empfangen hat, wird er an dieses Wollen vielleicht selbst wieder mehr glauben. Außerdem traue ich Ihnen einen liebevolleren Ton zu: »Komm zu mir, ich will dich. Schau mich an, ich bin hier. Ich meine es ernst.«

Lassen Sie ihm den Tölpel nicht mehr durchgehen, aber seien Sie unter allen Umständen liebevoll! Nutzen Sie Ihr eigenes erotisches und intimes Wollen als unbeirrbare Richtung. Wenn Sie subtileren, intimeren Sex wollen, stehen Sie dafür ein, ohne sich von seiner Reaktion zu sehr irritieren zu lassen. Wenn er ungeschickt ist, küssen Sie ihn und sagen Sie nicht: »Bloß nicht so, das ist ja ätzend«, sondern lächeln Sie ihn an, nehmen Sie seine Hand und legen Sie sie auf eine Stelle, wo Sie diese Hand gern haben wollen. Verlangsamen Sie ihn, suchen Sie an seinem Körper und in seinem Wesen das, was Sie früher begehrt und geliebt haben, denn irgendwo ist es, es traut sich nur nicht mehr heraus. Vielleicht hat Ihr Partner sogar den Kontakt zu diesem Teil seiner selbst momentan verloren. Ein ewiges Mantra, das in der erotischen Praxis so schwer sein kann, lautet: Lassen Sie sich nicht irritieren vom Straucheln des anderen. Kommen Sie selbst in die Balance, richten Sie sich aus auf die Qualität von Erotik, die Sie sich wünschen. Und laden Sie Ihren Partner immer und immer wieder dazu ein. Es kann Monate dauern, bis Sie Land sehen. Aber seien Sie diejenige, die sich fest an Deck stellt, mit ruhiger Hand das Steuer führt und die Richtung bestimmt.

Wie schaffe ich es, beim Sex mit meinem Mann zu kommen?

Mit über vierzig zum ersten Mal einen Orgasmus zu erleben, ist ein Geschenk. Doch wie damit umgehen, dass der Partner dabei (noch) keine nennenswerte Rolle spielt?

Annelie L., 47 Jahre: Ich hatte vor einem halben Jahr meinen ersten Orgasmus. Es fühlte sich an, als sei ich im Paradies gelandet. Es war so unglaublich schön. So wahnsinnig entspannend. Ich darf gar nicht darüber nachdenken, was mir bisher entgangen ist.

Seitdem nutze ich jede Gelegenheit, wenn meine Familie nicht zu Hause ist, meinen Dildo aus dem Schrank zu holen. Ich gehe dabei ziemlich rasant vor. Es sind sehr schnelle Bewegungen, und nach circa zwanzig Minuten komme ich. Meine Vagina zuckt dann noch eine Weile nach.

Ich erzählte meinem Mann von meiner Erfahrung. Er meinte, dass er seine Orgasmen selbst nicht so krass empfinden würde. Jetzt komme ich zu meiner Frage an Sie: Leider bin ich noch nie in Anwesenheit meines Mannes gekommen. Es ist schön und aufregend, mit ihm zu schlafen. Auch nach fünfundzwanzig Jahren. Er glaubt, dass es von der Natur so eingerichtet ist, dass die Frau länger braucht, um zum Orgasmus zu kommen. Sonst wäre sie ja vor dem Mann fertig und wollte eventuell nicht mehr weitermachen. Und wie würde dann der Mann seine Samen loswerden, um sich fortzupflanzen? Nun hat er Angst, mir nicht mehr zu genügen. Diese Furcht braucht er nicht zu haben, denn für mich ist die Selbstbefriedigung einfach eine Art Ventil. Wenn ich angespannt bin, ist das für mich die beste Entspannung. Wie kann ich ihm die Angst nehmen? Wie schaffe ich es, auch bei ihm zu kommen? Oder ist das gar nicht wichtig?

Herzlichen Glückwunsch zu der intensiven Offenbarung, die Sie erleben durften, und zur neuen Lebensqualität, die dadurch für Sie entsteht. Was für eine Freude! Und nicht nur das: Nach einem Vierteljahrhundert die Paarsexualität noch aufregend zu finden, macht Sie bereits zu einer reichen Frau. Während viele Frauen bereits in der Kindheit erfahren und geübt haben, sich bis zum Orgasmus zu stimulieren, gibt es viele andere, die das nie oder im Lauf ihres Erwachsenenlebens entdecken. Gründe dafür gibt es einige: Während der Penis aus dem Jungen und Männerkörper herausragt und ständig von den Händen seines Besitzers berührt wird (beim Pinkeln, Duschen etc.) und sich auch die Sinnesrezeptoren, die besonders empfindsam auf Berührung reagieren und Reize für sexuelle Erregung aufnehmen, an unübersehbar prominenter Stelle an der Eichel versammeln, ist die anatomische Lage von Vulva und Vagina verborgener, nicht ganz so leicht zu erreichen, teils im Körperinneren. Klitoriseichel und -schaft sind oft gut zugänglich und durch manuelle oder orale Stimulation zu finden, liegen aber vom Eingang der Vagina recht weit entfernt, sodass Stöße des Penis sie je nach anatomischer Passung eventuell wenig erreichen. Dadurch gelangt ein sehr hoher Prozentsatz von Frauen beim Geschlechtsverkehr nicht zum Höhepunkt. Die Klitorisschenkel liegen weiter innen, und der vaginale Innenraum wird in seiner Empfindsamkeit für erregende Stimulation durch Berührungen in der sexuellen Entwicklung viel weniger »trainiert«.

Kulturell war (ist?) das weibliche Geschlechtsorgan zudem nicht gerade ein gefeierter Star, sondern Lust und Erregung von Frauen wurden jahrhundertelang kritisch beäugt und unterdrückt. Auch Wellen der Frauenbewegung und der Sexualaufklärung haben das bis heute nicht vollkommen verändern können. Und das spielt in Ihre Situation mit hinein. Ihr Mann äußert Ängste, die für mich auch mit kulturellen oder Rollenbildern bezüglich Sex zu tun haben: erstens die Angst, dass durch Ihr intensives orgastisches Erleben etwas Unkontrollierbares in die Erotik kommen könnte, dass Sie ihm sexuell im wahrsten Sinn in die Quere KOMMEN, das heißt seinen gewohnten sexuellen Ablauf infrage stellen und ihn an sexueller Kompetenz überholen oder übertrumpfen könnten. Zweitens die Befürchtung, als Mann nicht genug zu sein, seine Frau nicht befriedigen zu können. Die ist historisch gesehen neuer und resultiert aus Diskussionen um die Gleichberechtigung bis ins Bett hinein. Damit offenbaren sich zwei interessante erotische Entwicklungsthemen für Ihren Partner und ein altes Geheimnis der Paarbeziehung: Wenn eine(r) sich entwickelt, kann der oder die andere sich nicht nicht bewegen.

Dass nun Sie als Frau Rat dazu suchen, wie Sie ihm seine Ängste nehmen können, ist ebenso charakteristisch für eine traditionelle Ausrichtung der Sexualität an den Bedürfnissen des Mannes, auch wenn Sie nicht zu den Frauen gehören, die den Orgasmus jahrzehntelang vorspielten, um den Partner zu beruhigen. Dass Sie sich dafür verantwortlich fühlen, Ihren erotischen Entwicklungsschritt für Ihren Partner verkraftbar zu machen, ist gleichzeitig natürlich auch sehr lieb von Ihnen und spricht für Ihre Beziehung.

Ob – und wem – es wichtig ist, bei der Paarsexualität auch zum Orgasmus zu gelangen, entscheiden Sie persönlich oder Sie gemeinsam. Es gibt keinerlei Vorgabe, wie das sein sollte. Welche Instanz sollte das auch bestimmen?

Daher würde ich gern mit der an Sie gerichteten Frage beginnen: Möchten Sie Ihren Orgasmus in Anwesenheit Ihres Mannes erleben? Würde Ihnen das gefallen, oder besser: Was daran wäre schön? Was könnte schwierig sein?

Schwierig finden manche, ihre Stimulationsmuster (bei Ihnen gehören sehr rasche Bewegungen mit dem Dildo dazu) in die Paarsexualität zu integrieren. Daraus könnte Stress resultieren, der den Sex madig macht. Andere fühlen sich schutzlos, wenn sie sich in Anwesenheit Ihres Partners in den Orgasmus fallen lassen. Oder sie trauen dem Partner nicht zu, sich auf nützliche Weise in das Geschehen einzubringen.

Wenn Sie finden, dass Ihr Orgasmus nur Ihnen allein gehören soll, behalten Sie ihn bitte für sich, denn die Sexualität mit Ihrem Mann genießen Sie ja auch so. Dann würde es darum gehen, dass er über die Zeit wieder darauf vertrauen lernt, dass der Sex, den Sie gemeinsam gestalten, für Sie beide hinreichend erfüllend ist. Wenn er das nicht glaubt, wäre interessant zu erfahren: Woran glaubt er bislang zu merken, dass Ihnen der Sex mit ihm gefällt? Bestimmt kennt er Anzeichen Ihres Genusses, die Art, wie Sie Ihren Körper bewegen, ihn ansehen, Laute von sich geben, Dinge sagen. Warum sollte das auf einmal nicht mehr gelten?

Sollten Sie Ihren Orgasmus innerhalb der Paarsexualität erleben wollen, könnte das ein intimer Schritt für Sie beide sein. Richten Sie zwei wichtige Informationen an Ihren Partner: Er kann Ihnen keinen Orgasmus »machen«, da nur Sie spüren, welche Stimulation Sie brauchen, und Ihren eigenen Weg dorthin haben. Er kann aber lernen, Sie so zu berühren, dass das der Sache dienlich ist. Das muss er nicht selbst wissen, sondern Sie können ihn anleiten.

Für Sie ist wichtig: Wenn Sie mit sich alleine sind, gibt es nur Ihre eigenen Bedürfnisse. Das entspannt. Wenn Ihr – aktuell vielleicht verunsicherter – Partner zugegen ist, unterliegt die Situation einem größeren Stress. Daher ist es günstig, wenn Sie sich ganz bewusst erlauben, in Ihren Körper zu spüren, die Bilder heraufzubeschwören und die Berührungen und Bewegungen zu suchen, die Sie erregen.

Ihr Mann beziehungsweise sein Penis ist nicht der Dildo – glücklicherweise. Also gibt es zwei Wege, die sich nicht gegenseitig ausschließen: Sie stellen den Dildo Ihrem Mann vor und benutzen ihn während der Paarsexualität oder leiten ihn an, diesen an und in Ihnen zu benutzen. Falls der Penis sich ähnlich wie der Dildo bewegen lässt – probieren Sie es aus? Sie merken, Ihr Mann braucht dazu ein Binnenverhältnis von Neugier und Angst zugunsten der Neugier! Möchte er Ihr erotisches Potenzial entdecken, oder schreckt er davor zurück?

Eine zusätzliche Herangehensweise, die allerdings eine gewisse Übung und damit Zeit braucht, bestünde darin, dass

Sie in der Selbstbefriedigung mit Dildobewegungen, tiefer Atmung und Schaukelbewegungen Ihres Beckens die Art der Stimulation, wie Sie sie in der Paarsexualität seit je kennen, schrittweise annähern und Ihrem Körper beibringen, wie sich auch diese Stimulation gut bis erregend anfühlen kann. Was passiert, wenn Sie die Stimulation verlangsamen? Ebbt die Erregung ab? Wie kann sie wiederkommen? Probieren Sie es aus. Dann erweitert sich Ihr Stimulationsspektrum, und Sie werden immer flexibler in dem, was es braucht, um die sexuelle Energie im Körper zu fördern, zu steigern und zu entladen.

Paare haben oft routinierte sexuelle Abläufe miteinander. Es geht gar nicht anders: Sie müssen sich verändern, wollen Sie auf andere Weise stimuliert werden. Es könnte sein, dass Sie vor Ihrem Mann kommen – na und? Bestimmt fänden Sie Wege, wie es anschließend für ihn manierlich weitergehen könnte. Oder es könnte dauern und dauern, bis bei Ihnen die nötige sexuelle Ladung entsteht – na und? Wenn Sie keinen Termin im Anschluss zu verpassen haben, dauert es eben. Oder Ihr Mann könnte sehr schnell zum Höhepunkt kommen und wird danach erst einmal schläfrig werden – na und? Wie könnte es nach einem Nickerchen weitergehen? Oder die Erektion bliebe vor Aufregung aus? Na, umso besser, dann ist für diese Begegnung klar: Sie stehen im sinnlichen Mittelpunkt. Beim nächsten Mal könnten Sie Sex as usual machen mit allen gewohnten Spielarten. Ich schreibe es so lapidar, um Sie an einer Stelle, an der es gilt, Sicherheit und Routine gegen Neugier und Expeditionsdrang einzutauschen, zu ermutigen. Wägen Sie in Ruhe ab, was Sie selbst sich wünschen, und fragen Sie dann Ihren Partner, wie weit er gehen möchte.

Wie kann ich trotz Corona mein Bedürfnis nach Nähe stillen?

In einer Stadt neu ankommen ist nie einfach. Einsamkeit zu lindern und körperliche Bedürfnisse zu stillen ist unter Pandemiebedingungen aber ein regelrechtes Kunststück.

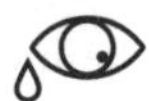

Hanna S., 33 Jahre Ich bin derzeit Single. Seit sechs Monaten lebe ich jobbedingt in einer anderen Stadt. Durch die Kontaktbeschränkungen fällt bei mir vieles weg. Ich treffe mich draußen mit den Freundinnen, die ich hier über den Sommer kennengelernt habe, aber die meisten haben feste Freunde und einige schon Kinder und konzentrieren sich auf das häusliche Leben. Leute, die ich sonst umarme, meine beste Freundin zum Beispiel, wohnen weit weg, ebenso meine vier Geschwister. Ich komme insgesamt gut zurecht und fühle mich trotz allem keineswegs einsam, aber was mir wirklich krass fehlt inzwischen, ist körperlicher Kontakt. Ich fühle mich körperlich angespannt, seelisch niedergeschlagen. Ich träume nachts oft von Sex oder Berührungen. Außerdem habe ich das Gefühl, ich verliere wertvolle Zeit hinsichtlich meiner Partnerwahl, der Leerlauf auf der Beziehungsebene ist gigantisch. Natürlich weiß ich, dass ich mich da nicht hineinsteigern darf, weil es dann nur schlimmer wird. Wie kann ich mit mir und der Situation umgehen? Wie machen das andere?

Auf diese Frage habe ich schon lange gewartet und sie offen gestanden auch ein klein wenig gefürchtet. Das Risiko, hier mit schwachem Trost zu kommen, ist gegeben. Dennoch will ich mich dieser Frage stellen. Basale Regulation von Bedürfnissen nach Kommunikation, Sicherheit, Bindung, Zugehörigkeit, Nähe, Liebe, sexueller Befriedigung, Stärkung des Immunsystems – die Liste der notwendigen bis positiven Funktionen körperlicher Nähe und sexueller Aktivität mit relevanten anderen ist sehr, sehr lang. Daher bringt es sicher nichts, Ihren Mangel weg- oder kleinzureden. Er ist da. Berührungen auszutauschen gehört zutiefst zu unserer Natur und in unsere Kultur. Selbst Familien, in denen derzeit eifrig gekuschelt wird oder sexuell aktive Paare vermissen die alltäglichen körperlichen Gesten der Verbindlichkeit untereinander oder den Berührungsaustausch mit Freunden, Kolleginnen oder Verwandten. Sie vermitteln uns Zugehörigkeit und mehr: Die Berührung des anderen lässt uns spüren, dass wir existieren, gemeint sind. Durch die Kontaktbeschränkungen nach außen werden aber auch bestehende häusliche Beziehungen geprüft: Wie nah sind wir uns wirklich? Viele

Partner berühren sich nicht mehr oder nur sehr spärlich und merken jetzt, dass sie ihre Berührungsbedürfnisse bewusst oder beiläufig längst auswärtig kompensiert hatten. Auch sie trifft jetzt die Berührungseinsamkeit oder gar -bitterkeit. Dennoch ist sie in den genannten Situationen anders gelagert, als wenn wie bei Ihnen Singlestatus und sozialer Neuanfang in einer fremden Stadt zusammenkommen.

Für die Frage nach dem Umgang mit dieser durch Einschränkungen geprägten Situation ist zentral, was Sie für veränderbar halten und was nicht, sowie in der Folge dieser Unterscheidung die Frage, was Sie verändern möchten und wie Sie bestmöglich mit dem nicht veränderbaren Anteil der Situation umgehen.

Stand heute ist, dass es keinen Intimus oder keine Intima vor Ort gibt, keine Person, mit der Sie eine kleinste (Über-) Lebenseinheit bilden, in der ganz natürlich exklusive Körperberührungen ausgetauscht werden.

Was ließe sich prinzipiell in den nächsten Tagen und Wochen daran ändern? Glücklicherweise ist das Intimleben nicht bis ins Detail durch Coronaverordnungen bestimmt, sondern es liegt nach wie vor ein gutes Stück im eigenen Ermessen. Damit haben Sie einen Gestaltungs- und somit auch einen Verantwortungsspielraum. Bitte verstehen Sie richtig: Die Abstandsregeln sind wichtig – und die Verunsicherung verständlich. Eine komplette Einschränkung aller Körperkontakte nimmt aber niemand vor, der in einem Mehrpersonenhaushalt lebt. Die nicht notwendigen Kontakte sollen begrenzt werden. Sie dürfen sich fragen: Was ist das notwendige Minimum an Körperkontakt für mich? Wie viel Spielraum möchten ich mir gestatten, um seelisch im Gleichgewicht zu bleiben? Wo auf dem Spektrum zwischen Sehnsucht und Vorsicht verorte ich mich? Wo zwischen Rückzug und Zumutung? Wo zwischen bisherigen Ideen, wie sich Beziehungen anbahnen, und der notgedrungenen Suche nach alternativen Wegen? So viele Entscheidungsmöglichkeiten sind trotz allem noch da. Wirklich? Ja. Herausgefordert sind Ihre Entscheidungsprämissen. Denn es gibt eventuell viele gute Gründe, sich gegen Körperberührungen an der einen oder anderen Stelle zu entscheiden. Das ist aber etwas anderes, als keine Option zu haben. Es ist eine Frage der Eigenverantwortung.

Bleiben wir zunächst bei den losen Freundschaften und den Treffen im Freien. Es sind noch keine engen Bande zwischen Ihnen und diesen Menschen entstanden. Also braucht es mehr … ja was? Mut, Zumutung, Offenheit, um näher zu kommen. Was hieße das? Beim Spaziergang den Blick der Freundin zu suchen und zu bekennen: »Mir fehlen körperliche Berührungen so sehr.« Dieses Statement öffnet einen sehr intimen Raum. Selbst wenn sie Sie nicht sofort in die Arme schließen würde oder Sie das nicht möchten, könnte sie Ihren Blick erwidern und Sie warm anlächeln oder mit Ihnen einige Tränen des Mitgefühls an der frischen Luft vergießen. Eine passende Art der Begegnung mit oder ohne Körperkontakt könnte entstehen. Bitte prüfen Sie: Was spräche bei Ihnen dagegen? Vielleicht ist in diesem Moment das Distanz- trotz allem größer als das Nähebedürfnis. Reflektieren Sie Ihre Entscheidung.

Dating. Ich kenne Singles, die auch in der Coronazeit weiterhin daten, digital oder real, hands off oder hands on. Neue Formen der Begegnung sind entstanden. Manche berichten von intensiverem schriftlichem oder telefonischem Kontakt mit verschiedenen Qualitäten: vertiefte Freundschaften oder erotische Kommunikation. Einige haben sich im Freien auf

Abstand getroffen, sind einander erst geistig-emotional nähergekommen und haben dann eine Schicksalsgemeinschaft für die Coronazeit gegründet, als wären sie durch Zufall zusammen auf einer Insel gestrandet. Unabhängig von der Frage, wer sie genau füreinander auf Dauer sein wollen, treffen sie sich, essen zusammen, übernachten beieinander, berühren sich, leben eine sexuelle Beziehung. Manche strebten so etwas an, für andere erwies sich diese Option als nicht stimmig. Falls Dating für Sie bislang keine Alternative gewesen sein sollte, könnten Sie diesen Moment nutzen, um neu darüber nachzudenken. Neue Möglichkeiten und neue Risiken stünden in Aussicht. Sollten Sie sich dagegen entscheiden, wäre es ein bewusster Akt und erneut: kein Schicksal, dem Sie ausgeliefert sind.

Sollten Sie für sich diese (und andere) Optionen der Nähesuche ausschließen, bliebe die Situation womöglich noch eine ganze Weile so wie jetzt, und die Leitfrage wäre: Wie gehe ich mit dem Schmerz des Mangels um, wie verwalte, wie lindere ich ihn?

Ein tröstlicher Gedanke könnte der an die Endlichkeit der Situation sein. Es werden andere Zeiten kommen, das steht fest! Je älter ich werde, desto mehr wird mir bewusst, wie viele Menschen mit irgendeiner Art dauerhaftem Mangel oder Schmerz zu tun haben. Es sind die allermeisten. Die Situation wird sich irgendwann ändern, wenn nicht heute, dann morgen. Das Glück im Sinn von Leidensfreiheit und ungehinderter Bedürfnisverwirklichung bildet – wider alle Suggestion – die Ausnahme. Die zu bewältigenden Leiden oder Schicksale, größere und kleinere, sind die Regel. Auch auf die Gefahr hin, dass Sie spätestens jetzt die Lektüre abbrechen wollen, weil es nun doch nach billigem Trostpflaster einer Möchtegernbuddhistin aussieht, möchte ich bei diesem Gedanken noch einen Moment verweilen. Wenn wir Leiden als etwas Allgegenwärtiges und allgemein Menschliches zulassen, es nicht vermeiden, können wir uns mit uns selbst und anderen verbundener fühlen. Ich meine damit nicht, sich passiv dem Mangel hingeben, sondern ihn spüren, ihm einen gewissen Raum lassen, ihn beobachten. Uns mit denen verbinden, die auch etwas zu tragen haben. Das eigene Leiden zu spüren heißt paradoxerweise auch, die eigene Lebendigkeit zu spüren, einen lebendigen Organismus, dessen ungestillte Bedürfnisse sich mitteilen. In meiner Arbeit begegne ich vielen Leidenden. Ich lerne von ihnen am meisten, wenn ich sehe, wie sie von ihrer Freiheit Gebrauch machen, zu ihren Lebensbedingungen Ja zu sagen und darin Kraft und Würde zu finden. Ich sehe darin eine große menschliche Fähigkeit, die Veränderungen zum Besseren keineswegs ausschließt und in jedem Fall eine tiefe seelische Berührung mit sich selbst ermöglicht.

Ich will eine herausfordernde Frage bescheiden stellen: Angenommen, Sie würden es attraktiv finden, eine tiefe Akzeptanz für Ihre aktuelle Situation des Berührungs- und Partnermangels zu entwickeln – was wäre dann möglich? Was wäre anders? Wie würde sich das bemerkbar machen? Das wäre der existenzielle Teil.

Und jetzt zur praktischen Linderung unter Mangelbedingungen. Selbstberührung ersetzt niemals die Berührung durch andere. Sie hat aber einen Eigenwert, den wir mehr oder weniger nutzen können. Haben Sie sich schon einmal achtsam von Kopf bis Fuß berührt? Wen spüren Sie da? Wie fühlt sich der Körper dieser Frau für die berührenden Hände an? Und umgekehrt: Wie fühlen sich die Berührungen auf den berührten Stellen an? Wie kommunizieren Sie mit sich selbst über die Berührung? Liebevoll? Oder eher ungeduldig?

Ein heilsamer Aspekt der Berührung oder Umarmung durch andere liegt auch darin, dass wir uns ihr überlassen können, dass wir gehalten sind. Eine alleinerziehende Mutter von drei Kindern, energetisch oft am Limit, beschrieb mir, wie sie sich abends oft eine kleine Nische zwischen Heizkörper und Sofa baut. Sie macht sie so eng, dass sie darin festgehalten wird, mit anliegenden Armen, und die Muskulatur voll entspannen kann, weil sie deutlich spürt, wo ihre Körpergrenzen sind. Das ersetzt keine menschliche Berührung, aber es bedient einen ganz kleinen Teil der ungestillten Bedürfnisse. Ähnliche körperliche Beruhigung könnte geschehen, wenn Sie zur Physiotherapie, Osteopathie oder anderen derzeit möglichen körperbezogenen Behandlungen gehen. Den eigenen Körper in seiner Kraft und Verletzlichkeit zu spüren, tut gut.

Begegnen Sie Ihren Liebsten so oft und intensiv wie möglich per Telefon, Brief, E-Mail und Videochat. Wirklich gesehen und verstanden werden, für andere wichtig sein sind lindernde Erfahrungen. Schicken Sie sich gegenseitig Päckchen, materielle Zeugnisse der Zuneigung. Das Halstuch, das Ihre beste Freundin Ihnen schicken wird, riecht vermutlich ein wenig nach ihr. Zuletzt: Nutzen Sie Ihre Fantasie! Ihre Nachtträume machen es Ihnen vor. Bauen Sie Ihre sexuellen und andere Fantasien aus. Zu allen Zeiten haben Menschen in unausweichlichen Situationen von der heilsamen Fähigkeit der Einbildungskraft Gebrauch gemacht. Fantasien versetzen uns in einen Als-ob-Zustand. Freilich aktualisieren Sie den Mangel immer mit, weil wir ja wissen, dass es »nicht echt« ist.

Darin bestünde ein weiterer, aber vielleicht lohnender Preis, den Sie in Kauf nehmen müssten, um die köstlichen Zustände süßer Erinnerungen, erotischer Höhenflüge, rauschender Feste, zukünftiger Liebe in der Vorstellung und der automatischen körperlichen Resonanz zu genießen.

Wieso fühle ich mich zu Männern hingezogen, die mir nicht guttun?

**Es gibt nichts,
was in der Fantasie nicht erlaubt wäre.
Doch wenn Fantasien die Beziehungsrealität
zu sehr beeinträchtigen, sollte man
anfangen, ihren Mechanismus zu
hinterfragen.**

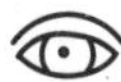

Irina T., 34 Jahre Ich bin derzeit Single. Dominante Männer ziehen mich an, aber das waren zuletzt welche, die mir als Beziehungspartner nicht gutgetan haben. Ich habe mich zu sehr um sie herumorganisiert und in der Beziehung gelitten. Auch meine sexuellen Fantasien machen mir etwas Sorgen, da emotionale Kälte und Erniedrigung darin meistens eine Rolle spielen. Ich habe Angst, dass ich mich durch diese Dinge an einer guten Partnerschaft, Familiengründung etc. selbst hindere. Kann es sein, dass mit mir etwas nicht stimmt?

Was mich anzieht, schadet mir, lautet Ihre Befürchtung. Eine Sache stimmt bei Ihnen schon mal ziemlich: dass Sie gemerkt haben, was Ihnen nicht guttut, und dass Sie in der Zukunft anders für sich sorgen wollen.

Warum taucht Ihre Befürchtung ausgerechnet jetzt auf? Erstens: Sie wurden verletzt und fühlen sich derzeit verletzlich und verunsichert. Zweitens: Mit Mitte dreißig denken Sie stärker an Paar- und Familiengründung und haben die biologische Uhr im Blick. Gleich zwei Schwarz-Weiß-Malereien stehen zu befürchten: »Der Nächste muss der Richtige sein, und er sollte bald da sein, sehr bald!« und »Es gibt vielleicht nur dominant (sexy und zerstörerisch) oder lieb (das heißt zu lieb, langweilig und für mich nicht anziehend)« – ach, und noch eine dritte: »Ich muss offenbar irgendwie kaputt sein, zieht es mich doch dahin, wo es nicht gut für mich ist.« So einfach ist das nicht. Höchste Zeit für eine Erweiterung des Blickwinkels zu Ihren Gunsten!

Ich weiß nicht, in welchen Bezügen Sie insgesamt leben. Frauen (auch Männer!) mit ähnlichen Konflikten erlebe ich fast immer als sozial kompetent, voll im Beruf stehend und dem Vernehmen nach absolut bindungsfähig. Sie hatten früher zum Beispiel längere stabile Liebesbeziehungen, berichten von einer Herzensverbindung zu Ihren Eltern und Geschwistern und einem verlässlichen Freundeskreis. Ich erwähne das, weil ich es extrem wichtig finde, die Beziehungen zu anderen und zu sich selbst hier differenziert zu betrachten und die schlimmen Befürchtungen in einen Gesamtzusammenhang funktionierender Bindungen zu stellen. Trotzdem waren diese Menschen in Beziehungen geraten, die sie im Selbstwertgefühl stark beeinträchtigt hatten. Sie waren gezeichnet von Verunsicherung und Entwertung, die sich bei

Weitem nicht in einem Spiel im Bett erschöpft, sondern die gesamte Beziehung bestimmt hatten. Ich behaupte: Jede(r) kann in schwierige Beziehungen geraten und darin länger festhängen, als gut ist. Es ist wichtig, die Mechanismen dieser Beziehungen im Nachhinein zu reflektieren, um selbst wieder ans Steuer zu gelangen. Was genau hat Sie so angezogen und warum gerade zu jener Zeit? Was war der Zauber des Anfangs gewesen? Was ist mit ihm über die Zeit geschehen? Wie haben beide als Paar zusammen-, das heißt, was hat sich immer wieder aufs Neue zwischen Ihnen abgespielt? Worunter haben Sie ganz genau gelitten? Was waren kritische Punkte, an denen Sie weitergegangen sind, als gut für Sie war? In der Auseinandersetzung mit diesen Fragen kommen oft Schmerz und Trauer hoch. Es ist wichtig, sich mit Mitgefühl zu begegnen und damit genau das Gegenprogramm zu Abwertung und Co. zu beginnen. Dafür sind weitere Fragen wichtig: Wie ging die Beziehung zu Ende? Wie haben Sie es geschafft, sich zu lösen? Der Punkt, an dem Menschen dysfunktionale Beziehungsmuster verlassen, ist oft einer, an dem sie intensiv spüren: Jetzt reicht's! Besser spät als nie sind Sie wieder in Kontakt mit Selbstachtung gelangt.

Das schlimmste Grundgefühl in der zurückliegenden Beziehung lohnt sich genauer zu explorieren, dann vom aktuellen Kontext zu lösen und mit ihm durch die Zeit zurückzureisen mit der Frage: Woher kenne ich dieses Grundgefühl bereits? Es könnte zum Beispiel das Gefühl sein, für die andere Person unwichtig oder wertlos zu sein und sie nicht zur Zuwendung gewinnen zu können, gleichzeitig aber auf sie angewiesen zu sein. Solche Grundgefühle finden in Kindheitserfahrungen innerhalb der Familie oder in Ausgrenzungserfahrungen der Schulzeit oft ihren Ursprung. Oft wurden sie supergut kompensiert. Jetzt, in diesem spezifischen Kontext dieser Beziehung ist ein verletzlicher Teil der eigenen Geschichte unvermutet stark reaktiviert worden. Auch dem früheren Selbst, dem Mädchen von damals, gilt es liebevoll zu begegnen (was nicht jeder oder jedem leichtfällt). Wenn Sie dort nachnähren, sich gedanklich beistehen, wo der Schmerz ursprünglich hingehört, wird es Sie an der Stelle, an der Sie auch später im Leben besonders schutzlos sein können, stärken und schützen.

Und jetzt wird es spannend, wenn wir von der Biografie die Brücke zu Ihren Fantasien schlagen. Es erweist sich meiner Erfahrung nach als extrem nützlich, sexuelle Fantasien als kleine dramatische Meisterwerke der Inszenierung von Grundbedürfnissen zu betrachten, als spannungsgeladenes Theater in Problemlösungsfiguren. Wie bitte? Ja! In sexuellen Fantasien können häufig die biografisch bekannten negativen oder zwiespältigen Grundgefühle auftauchen. Bei Ihnen sind es Elemente der Zurückweisung und Erniedrigung. Dies hat Ihnen im echten Leben wehgetan. Und in der Fantasie? Da bringen »problematische« Interaktionen und Emotionen oft erotische Intensität, sie erhöhen die Spannung wie im Film. Sie bringen gemischte Gefühle einfach wohldosiert auf die sexuelle Fantasiebühne, wobei der erregende Unterschied ist, dass Sie selbst Regisseurin sind und keine echte Gefahr droht. Fantasierte emotionale Kälte ist keine im echten Leben. Somit kann sie Spannung lustvoll steigern. Oft lösen sich schmerzhafte Momente innerhalb der Fantasie buchstäblich in Wohlgefallen auf, zum Beispiel das Mauerblümchen zu sein, das zunächst niemand beachtet, aber DANN, auf einmal kommt dieser späte Gast auf die Party und entdeckt SIE (jetzt treibt offenbar meine Fantasie spontane Beispielblüten). Solche Wendungen können emotional heilsam sein. Die sexuelle Fantasie bringt den Schmerz und die Heilung. Wie ist es bei Ihnen? Bleiben Sie von A bis Z die Erniedrigte, die Abgelehnte? Oder wendet sich das Blatt in der Fantasie? Wenn Sie mehr über die tiefen Zusammenhänge Ihrer sexuellen Fantasien mit Ihren Lebensthemen und Sehnsüchten verstehen, verlieren diese vielleicht etwas von ihrem bedenklichen Beigeschmack, weil sie Sinn ergeben.

Bleibt die Frage der Veränderbarkeit, denn es klingt, als würden Ihnen die Fantasien nicht guttun. Zu mir kommen ab und zu Menschen, die aus einer intensiven Beziehung ausgestiegen sind, die erotisch so prägend war, dass sie von den Expartnern importierte Fantasien nicht mehr loswerden. Die Dominanz des Ex wirkte über die Trennung hinaus mental nach. Einige Frauen konnten ohne eine bestimmte Fantasie gar nicht mehr zum Orgasmus kommen. Das machte sie zunehmend wütend und verzweifelt. Sie wollten das hinter sich lassen. In zwei Schritten haben sie sich befreit, das heißt die Souveränität über ihr Begehren zurückgewonnen: im tieferen Verständnis der Fantasie und ihrer biografischen Bezüge (wie skizziert) und manchmal auch im sorgsamen Umbau der Fantasie. Wie geht das? Gehen Sie Ihre Fantasien durch und filtern Sie die für Sie zwar erregenden, aber unangenehmsten Momente heraus. Setzen Sie dort einen Weichzeichner an, lassen Sie das Schlimmste weg, fantasieren Sie beispielsweise freundlichere Elemente, Bekannte statt Fremde, weniger harte Praktiken oder eine versichernde Rahmenhandlung hinzu. Wenn Sie diese Variante zu wenig erregt, fügen Sie wieder eine Prise Härte hinzu und so weiter. So können Sie die Fantasie »verträglicher« machen und mit mehr Selbstachtung aufladen, ohne sie ganz aufzugeben. Warum sollten Sie mit einem zukünftigen Partner nicht auch mit Dominanz und Unterwerfung spielen und jenseits des kinky play gänzlich auf Augenhöhe miteinander leben?

Die Frage, ob das geht, hängt übrigens nicht zuletzt am verfügbaren Partnerpotenzial. Welcher Auswahl an möglichen Partnern laufen Sie überhaupt über den Weg? Eine Unternehmensberaterin mit ähnlichem Thema musste sich eingestehen, dass die Menschen, mit denen sie in kleinen Teams beruflich für internationale Unternehmen tätig war, ständig aus dem Koffer lebend, eine professionell deformierte Minimalauswahl sehr spezieller Männer bildete. Wieso kann das relevant für Ihre Frage sein? Um anzuerkennen, dass selbst das kerngesunde eigene Bindungsmuster eine *Auswahl* passender Gegenüber braucht. Wenn es in Ihrem Umfeld aus bestimmten Gründen von dominanten, emotional kontrollierenden Typen nur so wimmelt, sehen Sie das bitte mit dem nötigen Klarblick. Gehen Sie woanders suchen, und glauben Sie nicht länger, Sie seien falsch gewickelt.

Getreu dem Motto »Augen auf bei der Partnerwahl!« können Sie sich einfach Zeit lassen und genau hinschauen und -fühlen, wenn Sie im Begriff sind, einen Mann heiß oder nett zu finden.

Beim heißen Mann fragen Sie sich während und nach einem Date: Wie genau fühlte ich mich in dem Kontakt? Wer redete wie viel? Wie viel Raum und Respekt spüre ich? Bei einem netten Mann, der Sie weniger sexuell anziehen könnte, lassen Sie sich Zeit herauszufinden: Was ist attraktiv an ihm? Was entdecke ich auf den zweiten Blick? Was traue ich ihm zu? Vielleicht werden Sie angenehm überrascht. Vom einen oder vom anderen. Von ihm und von sich selbst.

Mein Mann sagt, er sei homosexuell. Wie gehe ich damit um?

Auf die sexuelle Orientierung unseres Partners verlassen wir uns selbstverständlich. Steht sie infrage, rüttelt das an den Grundfesten der Beziehung.

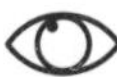

Mariella Z., 50 Jahre Mein Mann hat mir vor drei Wochen offenbart, dass er auf Männer steht. Ein harter Schlag nach zwanzig Jahren Ehe. Er hat geschworen, dass es noch nicht immer so gewesen beziehungsweise ihm jedenfalls nicht bewusst gewesen sei. Aber seit einigen Jahren (!) treibe es ihn um. Er habe noch keinen sexuellen Kontakt mit einem Mann gehabt. Ob ich das glauben kann? Jetzt müsse er dem nachgehen. Verlassen will er mich bislang deshalb nicht. Ich weiß gelinde gesagt nicht weiter. Ich fühle mich abgelegt wie ein alter Handschuh. Zwar hatten wir manchmal sogar noch Sex miteinander, aber jetzt denke ich, er begehrt mich ja gar nicht mehr, hat es vielleicht noch nie getan. Meine Welt ist komplett aus den Fugen. So vieles ist unklar, mir scheint, auch für ihn. Ich hätte nie gedacht, dass ich einmal eine so naive Frage stellen würde, aber ich frage Sie: Geht das wieder weg? Kann es sein, dass seine Neigung zu Männern wieder abebbt?

Wenn Grundfesten der Beziehung wackeln und zudem ein Partner sich in einem intensiven Entwicklungsprozess befindet, wird die Lage schnell komplex. Im Krisenmodus sehen wir den Wald vor lauter Bäumen nicht mehr. Natürlich stehen jetzt tausend Fragen auf einmal im Raum. Ihre Frage an mich lese ich auch als Beschwörung, dass dieser Albtraum aufhören, die aktuelle Wirklichkeit ungeschehen gemacht werden möge. Als Erstes empfehle ich Ihnen, in dieser Orientierungskrise professionelle Begleitung zu suchen, damit Sie als Paar emotional gehalten und im Prozess strukturiert werden. Das müssen Sie nicht alleine hinkriegen. Drei Wochen sind keine Zeit. Ob mit oder ohne Paartherapie: Beschließen Sie, für mindestens sechs Monate keine definitiven Entscheidungen zu treffen.

Es gibt so viele Fragen, dass es sich lohnen wird, sie nacheinander zu stellen und vor allem keine Frage mit der anderen zu verwechseln! Zum Beispiel die Frage nach der sexuellen Orientierung Ihres Mannes mit den Fragen, wie er sie leben kann und will und was das für Ihre Beziehung bedeutet.

Viele erleben sich hinsichtlich der Frage, zu Menschen welchen Geschlechts sie sich sexuell hingezogen fühlen, als eindeutig über die gesamte Lebensspanne. Andere nicht.

Die sexuelle Orientierung eines Menschen ist nicht in Stein gemeißelt, sondern fließend. Es gibt zwar kulturelle

Setzungen, die anderes suggerieren, was nichtheterosexuelle Entwicklungen bis heute übrigens oft erschwert. Ob Ihr Mann homoerotische Neigungen unterdrückt hat (gute Gründe könnte es sicher gegeben haben) oder ob sie schlicht nicht vorhanden waren, ist vielleicht gar nicht zu beantworten. Interessant wäre die Frage: Warum jetzt? Welche Ereignisse, Erfahrungen, neuen Freiheiten oder Begrenzungen, welche stärker gewordenen Bedürfnisse haben das Thema Männer in ihm mobilisiert und an die Oberfläche gebracht? Solche Fragen zu stellen und nach Antworten zu suchen, kann nicht nur ihm, sondern auch Ihnen Orientierung geben.

Ähnlich wie die Geschlechtsidentität (das heißt, wie klar wir uns zu einem Geschlecht zugehörig fühlen) erleben wir die sexuelle Orientierung (zu welcher Art Mensch wir uns hingezogen fühlen) als ganz wesentlichen Bestandteil unserer sexuellen Identität (wer wir als sexuelle Wesen sind), aber auch unweigerlich unserer sozialen Identität (wer wir im Leben sind, welcher Gruppe wir zugehören, welche Beziehungen im Vordergrund stehen, welche Möglichkeiten und Grenzen wir für uns sehen). Es muss für Ihren Mann selbst aktuell herausfordernd sein, sich zu orientieren und das einzuschätzen. Und daher ist es für Sie so verstörend. Die Tiefe oder Dauer der sexuellen Orientierung kann sehr unterschiedlich sein. Neulich kam ein heterosexuell orientiertes Paar zu mir, bei dem der Mann ein spontanes sexuelles Erlebnis mit einem anderen Mann hatte. Für ihn warf das keine großen Fragen auf, es war halt einmal so, ohne dass er es wiederholen wollte. Ihr Mann merkt hingegen, dass er seine sexuelle Orientierung zum großen Thema machen muss und möchte. Klar, dass Ihre Identität als Paar damit ebenfalls infrage gestellt ist. Vermutlich haben Sie das gängigste Beziehungsmodell – monogames

Langzeitpaar mit Kindern – selbstverständlich ausgefüllt und darauf Ihr Leben aufgebaut.

Es könnte bei ihm auf eine langfristig bisexuelle Orientierung hinauslaufen oder auf eine Verstärkung und Vereindeutigung homophiler Tendenzen. Oder es ist ein Aufflackern einer Möglichkeit, die, wenn sie ausgekostet ist, in der Bedeutung wieder zurücktreten mag. Es wird davon abhängen, welche Erfahrungen er machen wird oder auch nicht. Ob es für ihn mehr um körperlich-sexuelle Erregung geht oder um die emotionale Bindung an einen Mann oder um beides. Vermutlich kann er das erst über die Zeit herausfinden. Darin besteht vielleicht die größte Herausforderung für Sie: dass Sie ihm Zeit geben und Ungewissheit aushalten. Das müssen Sie nicht – natürlich können Sie sich ganz oder auf Zeit von ihm trennen oder ihm das Messer auf die Brust setzen. Wenn Ihnen daran gelegen ist, mit ihm weiter zu leben, brauchen Sie die Fähigkeit, das partielle Alleinsein auszuhalten, sich selbst Halt und Ruhe zu geben, um an der Wegkreuzung auf ihn zu warten. In der eigenen Liebe und Weisheit bleiben. Ihn respektieren. Und zugleich: Rauchzeichen zu senden, die eindeutig signalisieren, was Sie mit ihm möchten und was Sie gegebenenfalls auch brauchen. Ein bestimmtes Maß an Zeit und ungeteilter Aufmerksamkeit von ihm. Spüren, dass Sie ihm wichtig bleiben. Dass er auch Ihren Schmerz und Ihre Unsicherheit sehen und anerkennen kann. Dass er sich dafür bedankt, dass Sie das für ihn aushalten. Dass er nicht leichtfertig wegwirft. Dass Sie ihm Ihre Fragen stellen dürfen (Achtung: nur solche, bei denen Sie auch mit einer Antwort umgehen können). Eindeutigkeit können Sie erst einmal nicht erwarten. Was immer Sie sonst brauchen – und das wird sich über die Zeit ändern –, sollten Sie ihn wissen lassen.

Als Teenager habe ich meine jüngere Cousine sexuell bedrängt. Wie schaffe ich es, heute dafür Verantwortung zu übernehmen?

Die Grenze zwischen Doktorspielen und sexuellem Machtmissbrauch unter Kindern ist fließend und heikel. Zur sexuellen Entwicklung gehört ein differenzierter erwachsener Blick auf die eigene Geschichte und Verantwortungsübernahme.

Frank B., 30 Jahre Es kostet mich große Überwindung, mein Thema offen zu beschreiben. Aber ich brauche Rat. Es geht um eine Sache von früher. Ich war dreizehn und verbrachte die Sommerferien bei meinen Großeltern zusammen mit meiner Cousine, die damals neun war. Wir verstanden uns gut. Nach einiger Zeit habe ich sie

gefragt, ob ich sie mal zwischen den Beinen anfassen darf und ob sie meinen Penis auch mal anfasst. Ich habe ein Spiel daraus gemacht oder wir, wie ich dachte. Es war aufregend für mich, für sie sicher auch. Sie hat nie Nein gesagt, war aber in meiner Erinnerung immer sehr still.
Mit Ende der Ferien war diese Episode wie weg aus meinem Gedächtnis. In den Folgejahren trafen wir uns immer nur zu Geburtstagen, kürzere Begegnungen mit viel Verwandtschaft drum herum. Einige Jahre hatte ich gar keine Erinnerung an sie, war mit anderen Dingen beschäftigt. Jetzt bin ich dreißig, und seit einigen Jahren rückt diese Erfahrung zunehmend in mein Bewusstsein. Angefangen hat es mit dem Studium, und dann ging es weiter mit #metoo und vielen Gesprächen im Freundeskreis. Meine Sicht auf mich selbst als Mann hat sich verändert. Und auf einmal war diese Erinnerung wieder ganz deutlich da. Ich habe niemandem davon erzählt, aber bemerkt, dass meine Cousine mir bei Familientreffen immer aus dem Weg geht. Ich glaube nicht, dass ich mir das einbilde. Oft ist sie gar nicht dabei, ich dachte, weil sie eben nicht kommen kann, aber auf einmal denke ich, scheiße, sie sieht mich als Täter, sie erinnert sich, und es hat ihr geschadet. Das ist schrecklich für mich. Ich schäme mich und fühle mich schuldig. Das habe ich vermutlich immer getan, es aber verdrängt. Zum letzten Treffen bin ich daher nicht gefahren. Ich überlege, auf sie zuzugehen, aber ich weiß nicht, ob das gut ist und wenn ja, wie ich es am besten anfange.

Danke für Ihre Offenheit an heikler Stelle. Ich bin froh, dass Sie Ihr Thema öffentlich machen, denn Sie taugen zum Vorbild. Nicht für die früheren, sondern für Ihre heutigen Taten. Die erste ist vollbracht durch die Überwindung zur Offenbarung hier. Die zweite wird sein, auf Ihre Cousine zuzugehen. Darin möchte ich Sie klar unterstützen.

Doktorspiele gehören zur sexuellen Entwicklung. Ein Altersgefälle von pubertären dreizehn zu präpubertären neun Jahren ist anders getönt. Daher spüren Sie aus meiner Sicht intuitiv richtig, dass Sie damals Grenzen überschritten haben. Sie waren trotzdem selbst noch ein Kind. Daher möchte ich nicht dafür plädieren, dass Sie sich lebenslange Schuldgefühle verordnen. Das bringt nichts. Auch Pädosexualität ist für mich nicht das Stichwort in dem Zusammenhang. Ich sehe einen heranwachsenden, sexuell neugierigen, vielleicht machtbewussten Jungen, der mit einem zu jungen Mädchen mit sexuellen Berührungen experimentiert hat. Dieses war mit der Situation mutmaßlich überfordert und hat diese Ereignisse damals und/oder später als negative oder gemischte Erfahrung verbucht. Nicht mehr und nicht weniger. Was es für Ihre Cousine damals tatsächlich bedeutet hat und ob und wie das bis heute wirkt, können Sie nicht sicher wissen. Menschen verarbeiten solche Erfahrungen sehr unterschiedlich.

Ja, gehen Sie unbedingt auf sie zu. Eine Masse von Frauen (und Männern) lebt mit solchem Erinnerungsballast und vermisst, dass das damalige Gegenüber Verantwortung übernimmt. Falls Sie befürchten, aus einer Mücke einen Elefanten zu machen – nein! Machen Sie jetzt keinen Elefanten daraus, aber gehen Sie auch nicht davon aus, dass es eine Mücke war. *Es war.*

Jetzt geht es ans Konkrete. Was möchten Sie ihr sagen? Worum geht es Ihnen im Kern? Was erwarten Sie? Was befürchten Sie?

Beginnen wir mit der Form. Zwei Formen kommen meines Erachtens infrage: persönliches Gespräch oder Brief. Sie könnten auf alle Fälle mal einen Brief formulieren, ihn einige Tage liegen lassen, wieder vornehmen und daran in mehreren Schritten weiterarbeiten. Das wird Ihnen helfen, die Kernaussagen zu schärfen. Sowohl die Aussagen als auch der Mann, der sie macht, werden dadurch buchstäblich Kontur bekommen. Das ist nützlich. Denn was Ihre Cousine sicher nicht braucht, ist ein Mann, der von ihr einfach nachträglich von Schuld erlöst werden möchte. Sie wird am ehesten von einer Botschaft profitieren, in der Sie klar Verantwortung für den Jungen von damals übernehmen, Position beziehen, durchaus um Verzeihung bitten, aber ihr dabei Raum lassen und jegliche (Nicht-)Reaktion akzeptieren. Ob Sie den Brief abschicken oder Ihnen wohler dabei ist, wenn Sie Ihre Cousine um ein persönliches Gespräch bitten, werden Sie merken. Der schriftliche Auseinandersetzungsprozess wird auch diese Frage beantworten helfen, da bin ich mir sicher.

Ich liebe meine Frau, doch spüre ich eine Sehnsucht, die mich nicht loslässt. Gefährde ich dadurch meine Ehe?

Das Leben ist voller Liebesmöglichkeiten. Je älter wir werden, desto mehr fallen auch die mutmaßlich verpassten ins Gewicht.

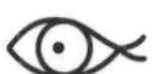

Wolfgang H., 69 Jahre »Je oller, je doller«, ich hielt diesen Spruch früher für eine Zuspitzung der Tatsache, dass auch viele (oder manche) ältere Menschen Sex mögen. Nun muss ich, bezogen auf mich, feststellen, dass die Übertreibung gar nicht so groß ist. Ich bin jetzt 69 Jahre alt, bin seit zweiunddreißig Jahren verheiratet und habe drei volljährige Kinder. Meine Ehe verlief mehr oder weniger glücklich. Sexualität war meiner Frau noch nie wichtig, sie gehört für sie zu einer Ehe eben dazu. Wahrscheinlich haben wir da viel falsch gemacht. Außerdem habe ich aufgrund verschiedener Zusammenhänge ständig das Gefühl, dass ich als junger Erwachsener sehr viel verpasst habe in Sachen Kennenlernen von Mädchen, Freundschaft, Liebe und Sex. Ich trauere dieser Tatsache intensiv nach. Ich fühle deshalb immer häufiger eine Unruhe in mir aufsteigen: Obwohl ich gern mit meiner Frau zusammenbleiben möchte, sehne ich mich nach dem Gefühl, mich noch einmal zu verlieben. Noch einmal das Kribbeln im Bauch zu spüren, eine andere Frau an die Hand zu nehmen, zusammen etwas zu unternehmen, zu küssen, zu schmusen, in ein liebes Gesicht zu schauen, den anderen Körper zu spüren. Ich hatte in den letzten Wochen einen äußerst zurückhaltenden Kontakt mit einer jüngeren Frau. Als ich bei einem ersten Telefonat merkte, dass sie eine Beziehung ernst nehmen würde, habe ich ihr meine Situation ehrlich geschildert, und sie hat sofort Schluss gemacht. Mir ist dadurch klar geworden, dass ich kein neues Leben beginnen möchte. Ich hänge an meiner Familie. Und ein Leben mit einer jüngeren Frau, vielleicht ein Baby, das ist überhaupt nicht das, was ich möchte. Aber die kräftige Unruhe, die ist geblieben. Und darum schreibe ich Ihnen.

Ihre Zuschrift enthält keine Frage. Vielleicht ist das kein Versehen. Ich lese sie in erster Linie als Sehnsuchtszeugnis eines Mannes, der bisher ein gutes Leben gelebt hat, jetzt aber spürt, dass das ungelebte Leben nach ihm ruft. Was glauben

Sie, wie vielen anderen Menschen Sie damit aus der Seele sprechen?

Mir gefällt, dass Sie nicht einfach Ihrer Frau den Schwarzen Peter zuschieben. Gemeinsam haben Sie das gelebt, was Ihnen möglich war, und tun es noch heute. Und jetzt ruft dieses freche Leben Ihnen zu: Da gibt es was Dolleres! Da ist noch was, ohne das zu erfahren du nicht sterben willst! Haben Sie was vom Sterben geschrieben? Nein, haben Sie nicht. Aber das ist es oft: Jenseits der Lebensmitte fühlen wir stärker, dass uns nur noch eine begrenzte Zeit bleibt. Der Möglichkeitsraum wird kleiner, und die Frage, woran wir am Ende unseres Lebens ein gelungenes festmachen werden, stellt sich mit höherer Dringlichkeit. Sie wollen nicht weg von Ihrer Frau und Familie, sondern hin zu einem anderen Selbsterleben. Sie wollen weiterhin der Mann sein, der Sie sind, und zugleich ein anderer: einer, der sich traut, mehr erotische Intensität zu (er)leben.

Ihre nicht geschriebene Frage könnte lauten: »Wie kann ich mit meiner Sehnsucht umgehen, mit der Spannung zwischen dem, was ich bewahren will, und dem, was mich so anzieht?«

Sehnsucht ist eine interessante Empfindung. Sie lohnt einen verweilenden Blick, bevor es um die Frage gehen könnte, wie Sie ihr auf der Ebene des Handelns mehr oder weniger folgen wollen. Zwei Dinge ermöglicht die sehnsüchtige Unruhe an sich: die innere Berührung mit dem Ersehnten und damit hohe Lebensintensität rein über die Fantasie und die im Zusammenhang damit spürbaren Bedürfnisse. Das Objekt oder Ziel unseres Sehnens bleibt außerdem zwar in der Ferne, schmerzlich von uns verlangt, damit aber auch rein und geschützt und glorreich in uns repräsentiert, solange wir dieses

Gelobte Land nicht wirklich erreichen oder die realen Risiken in Kauf nehmen. Auch wenn Sie nichts weiter tun, sind Sie damit bereits emotional extrem lebendig.

Eine der Wurzeln Ihrer heutigen Sehnsucht oder kräftigen Unruhe scheint in der Vergangenheit zu liegen, bei dem jüngeren Mann, für den Sie heute betrauern, dass er sich bestimmte Erfahrungen nicht zugetraut, sie nicht gewagt und damit gefühlt etwas verpasst hat. Sie bedauern auch den Mann, der sich in seiner Ehe sexuell begrenzt (gefühlt) hat. Vielleicht möchten Sie für diese beiden nachträglich etwas gutmachen? Verwechseln Sie die jüngeren Männer bitte dabei nicht mit dem Mann von heute. Sie können deren Leben nicht nachholen. Sie können nur das Leben des gegenwärtigen Wolfgang leben. Der ist älter geworden. Er sucht nur stimmig, wenn er sucht, was heute zu ihm passt. Das andere ist perdu. Neigen Sie sich den Wolfgangs von früher mit Mitgefühl zu. Erkennen Sie Ihre Verluste an. Betrachten Sie sie als unwiederbringlichen Teil Ihrer Geschichte. Im Anerkennen von Verlust liegt kräftige Ruhe. Die brauchen Sie genauso wie die Unruhe, wenn Sie sich fragen: Welches neue Kapitel Ihres erotischen Lebens möchten und können Sie schreiben? In der Unterscheidung früher vs. heute liegt für mich ein wichtiger Freiheitsgrad im Umgang mit der Sehnsucht. Trauer im Blick zurück, Neugier im Blick nach vorn.

Wie wäre es, wenn Sie die »kräftige Unruhe« probehalber als eigenständiges Wesen ansehen würden, zu welchem Sie die Beziehung unterschiedlich gestalten könnten?

Welche Gestalt würden Sie ihr verleihen? Ist sie heiter oder ernst, fordernd oder unterstützend? Was sagt sie zu Ihnen? Wie viel Macht hat sie über Sie und umgekehrt? Kommt sie zu jeder Tages- und Nachtzeit, wie sie gerade will, oder können Sie sie einladen oder ausladen? Was macht sie mit Ihnen? Sie könnte Sie fesseln, antreiben, lähmen, bezirzen, wütend machen. Ihnen helfen oder Sie an etwas hindern. Was wollen Sie von ihr? Welche Beziehung möchten Sie mit ihr haben? Ist sie ein Kumpel oder bereits eine feurige Geliebte? Wie könnte Ihrer beider Beziehung bestenfalls aussehen? Das sind Fragen nach der inneren Beziehung zur Unruhe oder Sehnsucht. Nutzen Sie diese Gestaltungsspielräume.

Natürlich stellen sich auch Fragen des Handelns mit unterschiedlichen Blickrichtungen.

Blicken wir in die Richtung neuer Erfahrungen außerhalb Ihrer bestehenden Beziehung: Wie möchten Sie konkret mit Ihrer sehnenden Unruhe umgehen? Sexuelle Kontakte initiieren? Wege gibt es viele, auch zu Menschen, die mit einem Sowohl-als-auch gut umgehen können, also durch einen intimen Kontakt Ihre Ehe nicht infrage stellen müssten. Kurzfristige und längerfristige Beziehungen mit mehr oder weniger emotionaler Investition sind denkbar. Es gibt Onlineportale für alle gewünschten Beziehungsanbahnungen. Wenn Sie mit offenen Sinnen durch Ihr Leben gehen, werden Sie vielleicht bald wieder eine Dame erspähen, die Ihnen gefallen könnte. In puncto Handeln gäbe es viel auszuloten für Sie – die Möglichkeiten sind da –, falls es ums Handeln geht und nicht nur ums Trauern und Träumen.

Als treu auf Frau und Familie bezogener Mann stellt sich eine weitere ganz grundlegende Frage: Möchten Sie Ihre Frau mit Ihrer Unruhe bekannt machen? Oder soll sie Ihre Privatangelegenheit bleiben? Trauen Sie ihr zu, dass sie Sie versteht, oder würde es sie (oder Sie selbst) zu sehr bedrohen? Sie kennt Sie vermutlich gut. Wäre sie überrascht? Möchte sie hinschauen? Noch interessanter ist die Frage: Möchten Sie

sie in diesen Winkel Ihres Herzens schauen lassen, oder soll dieser Ihr eigener Raum, Ihr Herrenzimmer, bleiben, genau das andere, nicht Geteilte Ihrer Existenz?

Im letzteren Fall: Würden Sie ohne ihr Wissen andere erotische Verbindungen suchen? Wie würden Sie diese in sich emotional verwalten? Und noch was ganz anderes: Würden Sie sich und Ihrer Frau ein erotisches Entwicklungsprojekt miteinander zutrauen? Ließe sich die Unruhe dort produktiv einsetzen? Manchmal unterschätzen wir unseren Partner (und uns selbst). Manchmal nicht. Welche Antworten auch immer Sie sich geben werden auf all diese Fragen. Ich wünsche Ihnen Mut, der Mann zu sein, der Sie sein wollen UND können, und in der Zukunft genau die erotische Lebensqualität, die für Sie optimal stimmig ist.

Meine Freundin erregt es, wenn ich sie schlage. Muss ich ihr diesen Wunsch erfüllen?

Sexuelle Vorlieben sind sehr verschieden. Wenn es um körperlichen Schmerz und Erniedrigung geht, sind die Grenzen des einen erreicht, während für die andere der Spaß erst anfängt.

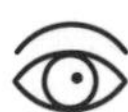

Jan B., 27 Jahre Meine Freundin will, dass ich sie beim Sex schlage. Sie hat es mir nach circa drei Monaten unserer Beziehung gesagt. Es geht ihr nicht um einen Klaps auf den Po, sie will, dass ich sie ohrfeige. Sie sagt, das würde sie mega antörnen. Bei mir löst allein die Vorstellung davon das Gegenteil aus. Ich war geschockt und habe gesagt, ich kann mir das nicht vorstellen, eine Frau zu schlagen, keine Frau, und meine Liebste schon gar nicht. Sie hat nur gesagt: »Oh, okay.« Und damit war das Thema vom Tisch. Innerlich war ich aber total fertig, auf einmal kam sie mir fremd vor, und ich wusste nicht mehr, ob wir zusammenpassen. Ich empfinde sie im Alltag als heitere, selbstbewusste, sehr schlaue Frau, darum bin ich so gerne mit ihr zusammen. Vielleicht tickt sie tief drin ganz anders, und ich kann ihr nicht geben, was sie braucht? Oder vielleicht hat sie schlechte Erfahrungen mit Männern gemacht und denkt, so sollte das laufen? Wir haben über unsere Vergangenheit nicht so viel geredet. Seit diesem »Vorfall« ist der Sex mit ihr für mich auf alle Fälle belastet. Ich achte auf Anzeichen dafür, ob ihr gefällt, was wir sonst machen, und fühle mich unfrei. Wer von uns ist hier nicht normal? Wie werde ich diesen Schatten über uns wieder los?

Sie haben eigentlich nur die folgende Wahl, um den Schatten zu verscheuchen: Entweder Sie vertrauen ihr darin, dass es für sie wirklich okay ist, wenn Sie sie nicht schlagen, und sich selbst darin, ansonsten ein hinreichender Liebhaber für sie zu sein. Und sehen über die Zeit, ob das trägt. Oder Sie setzen sich mit diesem Schatten auseinander und beleuchten ihn, was bedeuten würde, mit Ihrer Freundin darüber ins Gespräch zu gehen, hin- statt wegzuschauen. Beides ist möglich. Vielleicht können Sie diese Entscheidung nach einigen Gedanken zum Thema Sexualität und Schmerz, Dominanz und Unterwerfung treffen.

Starten wir vom Körper her. Sexualität drückt sich in körperlichen Gesten, Handlungen, Praktiken aus und geht mit einer riesigen Bandbreite körperlicher Empfindungen einher. Alle Sinne, ebenso mehr oder weniger der gesamte

Sex
ist nicht
einfach ein
Feuerwerk von
Körperprozessen,
sondern ein in
höchstem
Maß
mit
Bedeu-
tungen
mental,
emotional
und sozial
aufgeladenes
Geschehen.

Bewegungsapparat und natürlich die Geschlechtsorgane, Hormone, Neurotransmitter, das gesamte vegetative Nervensystem sind munter beteiligt. Im Verlauf eines sexuellen Aktes verändert sich das Körpererleben. Mit zunehmender sexueller Erregung sinkt unter anderem auch die Schmerzschwelle, wodurch viele Menschen intensivere Berührungen erregend erleben, die sie im nichterregten Zustand unangenehm schmerzhaft empfinden würden. Mit der Grenze zwischen Lust und Schmerz spielen viele Menschen gern. Nippel werden gekniffen, an Haaren gezogen, Fleisch fest gegriffen, mit viel Kraft kopuliert, Kälte oder Hitze werden eingesetzt, Peitschen geschwungen und so weiter. Wie wir aus dem Alltag wissen, ist die Schmerzempfindlichkeit von Person zu Person verschieden. Rein körperlich betrachtet könnte eine Ohrfeige ganz einfach hohe Berührungsintensität mit einer lustvoll schmerzhaften Komponente vermitteln.

Das ist aber nicht alles. Sex ist nicht einfach ein Feuerwerk von Körperprozessen, sondern ein in höchstem Maß mit Bedeutungen mental, emotional und sozial aufgeladenes Geschehen. Und hier dürfte für Sie der Knackpunkt liegen.

Ich stimme zu: Ein Schlag ins Gesicht transportiert andere Bedeutungen als ein Klaps auf den Po. Im Gesicht sind wir verletzlicher, ein Schlag dorthin kann extremer und potenziell erniedrigender empfunden werden. Sie haben vermutlich – hoffentlich! – eine feministisch informierte Erziehung genossen und wenn nicht, so doch gelernt, dass es nicht cool ist, als Mann Macht auf Frauen auszuüben, sie durch Schläge zu erniedrigen. Dass der lange Schatten der patriarchalischen Machtungleichheit, der immer noch über allen Geschlechtern liegt, nicht bis in Ihr Beziehungsleben reichen sollte. Also sträubt sich vermutlich alles in Ihnen gegen ein solches geschlechterpolitisches No-Go. So ein Mann wollen Sie nicht sein. Das ist prinzipiell nur richtig!

Auch das ist jedoch nicht alles. Ich stelle mir die Sexualität zweier (oder mehrerer) Menschen vor wie ein Shakespeare-Stück auf der Bühne. Damit meine ich nicht, dass wir uns etwas vorspielen, aber dass wir in Rollen schlüpfen und Komödien, Dramen und Tragödien inszenieren, in denen Grundfiguren des Menschseins vorkommen, oft in zugespitzter Form und mit Spannungsbögen und Wendungen. Manche Menschen lieben das sexuelle Rollenspiel explizit und treten verkleidet in Szene. Auch wenn sie sich nicht kostümieren, kann der sexuelle Akt nicht nur die reine Begegnung zweier sich offenbarender Wesen sein, sondern ist oft geprägt von Spiel und Spannung, wobei das Spiel lustig oder ernst sein kann. Fantasien begleiten den Sex. Für manche ist Sexualität der Ort, an dem Sie genau anders sein können als im Alltag. Wenn Menschen diese Möglichkeit nutzen, unterscheiden sie klar zwischen Alltagsrealität und erotischer Spielrealität. Sabine weiß, dass Udo in Wirklichkeit kein Kapitän ist und sie auch keine Krankenschwester, wenn sie sich aus diesen Rollen heraus eine Portion lustvolle Spannung mehr in den sexuellen Alltag holen und durchaus tiefe, nährende, verbindende Erfahrungen miteinander machen. Besondere Spiele sind die mit BDSM, kurz für: Bondage und Disziplin, Dominanz und Unterwerfung, Sadismus und Masochismus. Das Verlangen Ihrer Freundin gehört in diesen Bereich von Vorlieben. Nicht nur die Bestsellerserie *Shades of Grey,* sondern eine nicht eben kleine Community von BDSM-Praktizierenden sowie Studien über Fantasien zeigen, dass die Spannung, die aus dem Spiel mit Dominanz und Unterwerfung resultiert, von vielen Menschen geschätzt und gesucht wird. Die Frage, ob das normal ist, kann so beantwortet werden: Es ist rechtlich und klinisch unproblematisch, solange niemand psychischen oder physischen Schaden davonträgt. Ganz entscheidend ist die Verabredung, das heißt, beide Spielpartner willigen in die Spielart ein, es gibt Sicherheitswörter zum sofortigen Ausstieg aus dem Spiel und durch die Verabredung eine besondere Achtsamkeit für die jeweiligen Bedürfnisse und Grenzen. Eine klare Unterscheidung von Rolle und Gesamtperson außerhalb der definierten sexuellen Situation besteht meist. Es gibt fachliche Diskussionen über die Frage, ob Menschen, die BDSM praktizieren, darin negative oder gar traumatisierende Erfahrungen zu verarbeiten suchen. In der therapeutischen Praxis sehe ich das immer wieder. Menschen reinszenieren beispielsweise emotionale oder körperliche Macht-, Unterdrückungs- oder Gewalterfahrungen, und es kann Ihnen schaden, weil sie etwas Destruktives wieder und wieder erleben, ohne sich davon lösen zu können, oder sie leiden, weil ihre sexuelle Erregung durch vergangene Erfahrungen unheilvoll verquickt ist mit Schmerz und Demütigung. Für andere kann das Spiel mit BDSM zur heilsamen Erfahrung werden, weil sie sie unter eigener Regie machen und damit nicht mehr wirklich ausgeliefert sind oder weil sie wechseln können und wollen zwischen Unterwerfung und Dominanz. Ich kenne aber auch viele, die überhaupt keine psychisch problematischen Erfahrungen im Hintergrund mit sich tragen und mir einfach berichten, dass sie schon lange oder erst seit Kurzem die Erregung durch Schmerz oder Erniedrigung genießen. Eine Bühne, viele, viele mögliche Schauspiele innerhalb des Genres.

Welches Stück Ihre Freundin auf der sexuellen Bühne spielen will, ist noch nicht klar. Da es Ihnen unausgesprochenerweise aber keine Ruhe lässt, wäre zu erwägen, das, was Sie als Schatten empfinden, zu benennen und zu befragen auf Bedeutungen hin. Ich bin mir sicher, Ihre Freundin wird benennen können, was sie mit dem Geschlagenwerden verbindet, was genau daran für sie erregend ist. Wenn Sie es besser verstehen, kann es Schrecken verlieren (oder dazugewinnen, das ist das Risiko – ha!), aber dann müssen Sie nicht so viel Bedeutung hineinlesen, sondern erfahren sie von ihr. Dadurch wird die Sache begreif- und damit handhabbarer. Sie werden das vielleicht nie mögen oder tun, aber was könnten Sie beispielsweise Ähnliches tun, das Ihnen leichter fällt oder sogar Freude macht? Mit hoher Wahrscheinlichkeit werden Sie dabeibleiben, Ihre Partnerin keinesfalls zu schlagen. Aber auch wenn Sie es für sie machen würden, würden Sie das nie unbesprochen tun, sondern auch dann erfahren wollen, was genau sie da sucht. Damit es eine Spielverabredung werden könnte und nicht eine tatsächliche Erniedrigung der Person oder die Bestätigung einer destruktiven Selbstsicht.

Wenn Sie sich davon nicht ängstlich einschränken lassen, können Sie eine weiter gefasste Diskussion eröffnen: Wie dominant können und möchten Sie selbst beim Sex sein? In welchen sexuellen Gesten würden Sie gerne Dominanz ausdrücken und wie? Wen möchte Ihre Partnerin in Ihnen sehen? Wie flexibel ist Ihre Freundin wohl? Ist sie angewiesen auf Schläge, um überhaupt erregt zu werden? Wie breit ist ihr Möglichkeitsspektrum? Wenn sie sagt: »Das wäre nur ein i-Tüpfelchen hie und da, das andere ist auch saugut«, können Sie entspannt mit ihr andere Spiele spielen. Das müssten Sie aber fragen, statt im Schatten zu grübeln. Loten Sie gemeinsam aus (auch als Ratespiel denkbar): Was ist für Ihre Freundin, was für Sie absolut notwendig – nice to have – neutral möglich – nicht so angenehm, aber gut tolerabel – mit Mühe tolerabel – ein No-Go – tabu. Solche Verhandlungen sind realistisch und tragfähig, wenn wir bedenken, dass im Paar immer sexuelle Verschiedenheiten aufeinandertreffen, und perfekte Übereinstimmung utopisch ist. Anstatt vor diesem einen dramatischen Element (das sich zugegebenermaßen dazu anbietet) vor Schreck zu erstarren und unter seinem Schatten weiterzuwandeln: Beleuchten Sie doch den Unterschied durch Neugier und beiderseitige Freiheit zu Nein und Ja, wissend, dass auf der sexuellen Bühne auch für Sie ein breites Repertoire wartet, nicht nur Shakespeare, sondern auch eine Menge Improvisationstheater.

Ich lebe seit vier Jahren in zwei Beziehungen, aber ist das richtig?

Zwei Männer lieben – für manche ist das kein Problem. Aber vielleicht für den einen oder anderen Geliebten. Freiheit und Verantwortung auszutarieren ist und bleibt eine der größten Herausforderungen in Beziehungen.

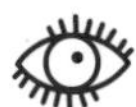

Katrin G., 40 Jahre Ich liebe zwei Männer, meinen Mann, den ich hier Robert nenne und mit dem ich zwei Kinder habe, und einen anderen Mann, den ich hier Bruno nenne. Für mich persönlich ist die doppelte Liebe sehr stimmig. Meine inzwischen vier Jahre dauernde Beziehung zu Bruno tut meiner zwölfjährigen Ehe, die ich sowieso schon sehr schön erlebe, zusätzlich gut, auch in sexueller Hinsicht. Mit Bruno bin ich intensiv im Kontakt, wobei wir uns sehr selten treffen. Der Knackpunkt ist eine gewisse Unaufrichtigkeit gegenüber meinem Mann. Er weiß, dass ich noch jemanden liebe, und akzeptiert dies, aber er weiß nicht, wie intensiv die sexuelle Beziehung zu Bruno ist. Er denkt, dass der Sex nicht mehr stattfindet, und ich habe diese Annahme damals, als das ein Thema war, bestätigt. Das war auch mein Ansinnen. Ein Versuch, den Sex mit Bruno tatsächlich sein zu lassen, scheiterte aber kläglich. Robert fragt mich nichts, ich denke, er will nicht viel wissen und verlässt sich darauf, wie gut sich unsere Verbindung anfühlt. Aber es ist der Beziehung zwischen mir und meinem Mann nicht würdig, dass ich ihm den Sex verheimliche. Allerdings fürchte ich, dass er unter dem Wissen um die sexuelle Komponente sehr leiden könnte. Und dann wäre ich unter dem Druck der Frage, ob ich um seinetwillen das andere Verhältnis beende. Bruno macht klar, dass er mich nicht verlieren will, würde aber jede Entscheidung akzeptieren. Im Moment fühle ich, dass diese Gefühle, die eine sexuelle Komponente beinhalten, zu beiden stark sind und sich nicht ändern lassen. So suche ich nach einer stimmigen Position.

Ihre Offenbarung wird provozieren – Verteidiger(innen) der Monogamie, des häufigsten Beziehungsmodells unserer Gesellschaft, ebenso wie anders eindeutig Festgelegte. Alle müssen wir uns fragen: Wie wollen wir leben und Freiheit und Verantwortung in Beziehungen balancieren? Für die einen ist das sonnenklar und lebenszeitlich stabil, andere ringen mit widersprüchlichen Bedürfnissen, werden von unerwarteten Erfahrungen durcheinandergewirbelt, suchen nach Alternativen.

Leben heißt schuldig werden. Das meine ich weniger moralisch als feststellend. Aus Ihren Zeilen spricht eine reiche Frau: Sie kennt sich, sie liebt, spürt, wie das Wohl ihrer

Liebsten mit ihrem eigenen verantwortungsvoll verwoben ist. Und Sie steckt deshalb jetzt in einem Dilemma. Was nun?

Wir sehnen uns nach Entscheidungen ohne Kosten. In einer Situation wie der Ihren ist das Anerkennen der Tatsache, dass Sie so oder so einen Preis zahlen müssen, aber ein zentraler Punkt. Wenn Sie diesen akzeptieren können, gelangen Sie in eine andere innere Suchbewegung. Dann geht es um die Fragen: Wie hoch schätze ich das Risiko jeder Position ein, und welchen Preis kann und will ich eher verantworten? Haha, leicht wird es dadurch noch immer nicht, ich gebe es zu. Es ist eine Frage, die über die Zeit bewegt werden will. Ich probiere mal ein paar Hin-und-Her-Bewegungen.

Schauen wir auf die Variante »Bruno-Sex offenbaren«. Risiken sind: Robert könnte die sexuelle Beziehung mit Bruno nicht akzeptieren, Sie müssten sich vereindeutigen und verlören eventuell Bruno oder Robert. Einer der beiden Männer verlöre Sie. Und der verbleibende Mann hätte eventuell eine traurige, flügelgestutzte Frau. Oder es gäbe Versuche, mit der neuen Info gemeinsam weiterzugehen, mit ungewissem Ausgang. Worst case: eine qualvolle Hängepartie, Zerstörung auf Raten. Best case: Integration. Chance für Sie: ein für Ihre Begriffe aufrichtiges Leben, bei dem alle wissen, womit sie es zu tun haben. Chance für Robert: Freiheit, die eigenen Grenzen tatsächlich bestimmen zu können.

Jetzt zur Gewichtung. Sie kennen Robert gut. Wie ist seine Tragefähigkeit, wie weit reicht seine Großzügigkeit? Wie sicher fühlt er sich Ihrer Liebe? Aus Ihren Zeilen heraus spekuliere ich: recht sicher. Er scheint bereits Erfahrung damit zu haben, sich nicht so sehr mit dem anderen zu befassen, sondern sich in der Qualität Ihrer beider Beziehung zu verankern. Nicht zu viel Energie auf Bruno zu verwenden, kann für Ihren Mann ein wirksamer emotionaler Schutz sein. Und er scheint den Anspruch an sich zu haben, ein freies Wesen lieben zu wollen. Das hat er bereits gezeigt.

Sie wissen streng genommen nicht, ob Sie Robert einen Gefallen täten oder nicht, wenn Sie ihn auf das fehlende Körnchen Wahrheit stoßen würden. Vielleicht reicht ihm die Sicherheit, Sie an den meisten Tagen des Jahres an seiner Seite zu haben. Vielleicht darf das andere dann offenbleiben, weil es zu sehr schmerzen würde? Ich finde bemerkenswert, dass Robert Sie nicht nach der Beziehung mit Bruno fragt. Für ein Ehepaar, das sich so nah ist wie Sie beide, wäre das eigentlich naheliegend. »Sag mal, wie stehen die Dinge mit Bruno eigentlich inzwischen? Habt Ihr noch Kontakt? Und läuft da wirklich nichts Körperliches mehr?« Es ist Roberts Entscheidung und Verantwortung, das nicht zu tun, auch wenn er streng genommen erwarten dürfte, dass Sie von sich aus transparent sind. Sollte die sexuelle Beziehung mit Bruno ans Licht kommen, müssten Sie sich auf jeden Fall den Vorwurf der Lüge gefallen lassen. Wenn die Karten auf dem Tisch lägen, gäbe es für beide Seiten kein Entrinnen mehr, dann müsste Eindeutigkeit geschaffen werden, wo im Moment Spielräume offen sind. Das wirft die Frage auf, welche Kapazität Sie fühlen, mit Verlust weiterzuleben (siehe unter Position Weder-noch).

Schwenken wir zur anderen Variante: weiter wie bisher. Risiken: Es könnte herauskommen. Dann wäre ein Wert verraten, Schmerz (vielleicht) potenziert, Sie stünden verantwortungslos da, Folgen der Verletzung (vielleicht) unabsehbar, Ehe in Gefahr. Preise des Verschweigens wären: Sie müssten in sich den Schmerz der Unaufrichtigkeit verwalten und mit diesem gefühlten Verrat leben.

Wieder geht es darum zu gewichten: Wie wahrscheinlich ist, dass es herauskommt? Die Wahrscheinlichkeit könnten Sie minimieren. Es bräuchte Disziplin und Aufmerksamkeit sowie Bereitschaft zum Loslassen und Leben in der Gegenwart, sprich Nachrichten löschen, Treffen so kommunizieren, dass sie Sex konsequent verschleiern. Sicherheit gibt es keine. Wie würde Robert mit dem Auffliegen umgehen? Wie schwer wöge das? Welche Vorerfahrungen haben Sie in der Ehe damit gesammelt, wenn eine(r) von Ihnen nicht aufrichtig war? Wie schwer wiegt bei Ihnen selbst die Unaufrichtigkeit? Wie belastend erleben Sie sie aktuell?

Zwischenfazit: Sollten Sie sich für maximale Transparenz entscheiden, müssten Sie bereit sein, in der Folge Auseinandersetzungen mit ungewissem Ausgang und hohen Risiken zu tragen – vielleicht! Sollten Sie sich für »Weiter wie bisher« entscheiden, müssten Sie zu maximalen Sicherheitsvorkehrungen bereit sein und den Preis für den Schmerz Ihrer Unaufrichtigkeit zahlen.

So weit das Entweder-oder. Gäbe es ein Weder-noch oder ein Sowohl-als-auch?

Bei Sowohl-als-auch denke ich am ehesten an ein fragendes Vorantasten bei Robert. »Wie geht es dir mit dem Wissen, mit der Gesamtkonstellation? Ich merke, dass du wenig bis nichts fragst, passt das für dich?« Damit würden Sie eine Einladung aussprechen, ohne dass Sie selbst die Karten vollständig auf den Tisch legen. Er hätte die Wahl: Sollte er Bedarf haben, würde sich Ihre Entscheidung zuspitzen, sollte er abwinken, könnten Sie dem folgen. Sie könnten zu dieser Variante sagen, das wäre nichts Halbes und nichts Ganzes. Oder sie als achtsames Sondieren begreifen. Um die Verantwortung einer Positionierung kommen Sie damit natürlich nicht herum.

Weder-noch könnte bedeuten: Bruno-Beziehung beenden und über das bisherige sexuelle Verhältnis weiter schweigen. Eindeutigkeit ab jetzt. Das wäre eine Möglichkeit. Stand heute, lese ich, sind Sie dazu nicht bereit. Das Leben könnte seine Kulissen in der Zukunft verschieben, sodass diese Option irgendwann vielleicht in Betracht kommt. Heute wird uns suggeriert, dass wir nicht nur das Recht, sondern sogar die Pflicht zur individuellen Glücksmaximierung haben. Dabei gehören Schmerz, Verlust, Zurechtkommen mit dauerhaftem Mangel zum Leben von Menschen permanent dazu. Es könnte auch Ausdruck Ihrer Freiheit sein, sich gegen Bruno und ganz für Ihren Mann zu entscheiden (oder freilich umgekehrt) und damit gegen Ihr Grundbedürfnis nach der sich ergänzenden Liebe. Das wäre dann sozusagen Ihr Schicksal. Verlustreich, aber dennoch reich, aufrichtig und eindeutig. Gefühle lassen sich nicht ändern, aber Verhalten schon. Natürlich könnten Sie ohne Bruno leben oder ohne Sex mit ihm. Das Transformative Ihrer Begegnung haben Sie für immer als Schatz in sich. Das ist doch klar. Es wäre nur die Frage, was es bräuchte, um sich dazu zu entschließen, und welches Zukunftsbild von sich Sie dann hätten. Ob das ein kraftvolles Bild wäre.

In der Konfliktstruktur des Tetralemma (einem Modell aus der indischen Logik) gibt es außer den vier genannten Positionen das eine, das andere, beides, weder das eine noch das andere eine fünfte Position: all dies nicht und auch das nicht. Ich finde es befreiend, ein solches Gedankenexperiment zuzulassen: All dies nicht und auch das nicht – was könnte das für Sie heißen?

Mein ultimativer Tipp ist: Tragen Sie die Fragen noch eine ganze Zeit weiter mit sich. Zaudern ist hier eine Form der

Intelligenz. Lassen sie Sie begleiten und in Ihnen aufsteigen, wenn Sie mit Robert am Tisch sitzen. Wenn Sie Bruno Gute Nacht wünschen. Wenn Sie mit Ihren Kindern zusammen sind. Halten Sie inne, lauschen Sie auf die Schwankungen in Ihrem Empfinden, verweilen Sie in der Unentschiedenheit, in der Mehrdeutigkeit, und lassen sie alles zu. Wandern Sie wieder und wieder langsam durch die Positionen. Aus dem Humus wird früher oder später eine Entscheidung erwachsen.

Wie gelingt es mir nach einer Brustkrebs-OP, meinem Mann sexuell wieder nahezukommen oder er mir?

Krebserkrankungen haben oft Folgen für die Sexualität. Sexuelle Weiterentwicklung innerhalb der Paarbeziehung braucht unter diesen Bedingungen zwei Mutige.

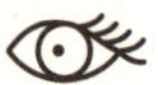

Mariam L., 49 Jahre Ich bin letztes Jahr an Brustkrebs erkrankt. Es kam unvermutet und war hart. Eine Brust wurde komplett entfernt, zudem Gewebe nahe der Achselhöhle. OP, Chemo, Bestrahlung, das volle Programm. Mein Mann stand mir so gut wie möglich zur Seite. Sex war erst einmal kein Thema, für niemanden von uns. Jetzt bin ich dabei, mich seelisch wieder zu fangen und mit dem »neuen« Körper umzugehen. Letzteres macht mir Mühe, aber es wird besser. Einige Schmerzen bleiben und eine gewisse Angst, dass der Krebs wiederkommen könnte. Mein Hautbild hat sich unvorteilhaft verändert. Ein Implantat kommt bei mir aus bestimmten Gründen nicht infrage. Mein Mann macht mir hie und da Komplimente, vor allem über meine Kleidung oder andere unverfängliche Dinge. Meine Narbe hat er nur kurz nach der OP angesehen. Im Bad bemüht er sich, glaube ich, extra nicht hinzugucken. Er fragt mich ab und zu, ob sie noch wehtut. Seit Beginn der Erkrankung kam er noch kein einziges Mal auf mich zu, um Sex mit mir zu haben. Ich habe natürlich Angst vor dem ersten Mal, meine Scheide ist trocken, mein Körper immer noch nicht fit, und oje, die fehlende Brust. Aber ich vermisse es, ihm auf »unsere« Art nahe zu sein. Da mein Mann ästhetisch anspruchsvoll ist, befürchte ich, dass er meinen nackten Anblick nicht erträgt. Und das würde nicht nur mich beschämen, sondern auch ihn entblößen. Das will ich nicht. Theoretisch weiß ich, dass ich es ansprechen muss. Ich hätte nicht gedacht, dass es mir so schwerfällt. Und wie würden wir mit der Narbe und der Trockenheit und vielleicht Schmerzen umgehen? Wie gehe ich damit um, wenn es zu schwer für ihn wird?

Wie fürsorglich füreinander Sie beide zu sein scheinen. Ich frage mich, wer wen hier mehr schützen und schonen will. Gute Gründe haben Sie. Eine Krebserkrankung gehört womöglich zu den gravierendsten Belastungen. Das Leben ist bedroht, die Zukunft ungewiss, das Verkraften der Diagnose brutal und der Behandlungsprozess so strapaziös. Ganz zu schweigen vom Risiko eines Rezidivs und langfristigen Behandlungsfolgen. Zu denen können übrigens auch längerfristige Beeinträchtigungen sexueller Funktionen gehören.

Wie ein Paar nach einer akuten Krise sexuell wieder zueinanderfindet, hängt nicht zuletzt von der Qualität und Wichtigkeit seiner sexuellen Beziehung *vor* der Erkrankung ab. Wenn Sex sehr wichtig und gut war, ist der Zugang vielleicht eher wieder frei, als wenn das Thema Sexualität ohnehin ein problematisches war oder einen geringen Stellenwert hatte. Bei Ihnen beiden scheint Sex auf jeden Fall eine Ressource gewesen zu sein, auf die Sie selbst gerne wieder zurückgreifen möchten.

Was hält Sie davon ab? Befürchtungen. Die schlimmste lese ich so: dass es Sie beschämen könnte, ihn dabei sehen zu müssen, wie er Sie abstoßend fände, nicht mit der neuen Körperlichkeit zurechtkäme und vergeblich versuchen würde, das zu kaschieren. Und dass dies eine unumstößliche Wahrheit wäre. So dramatisch inszeniert, wäre das tatsächlich pures Grauen.

Das lässt sich aber elegant verhindern. Die Grundlage dafür bildet in erster Linie die Rückeroberung Ihres Körpers durch Sie selbst. Nehmen Sie sich dafür noch etwas Zeit. Was gehört dazu? Sich selbst im Spiegel betrachten und sich berühren, auch an der fahlen Haut, auch am Narbengewebe. Trauern. Beweinen. Wütend werden. Was immer kommt. Erkunden. Spüren, was der Körper jetzt braucht und will. Liebevoller werden. Die Schönheit suchen. Und wie viel Liebe bekommt Ihre verbleibende Brust von Ihnen? Ihre Haut? Welche Unter- und Nachtwäsche tragen Sie zurzeit? Haben Sie sie an den neuen Körper angepasst? Weiche Materialien sind gut. Ebenso Hemdchen und Negligés. Vielleicht hat sich

Ihr Hautton verändert. Finden Sie passendes Make-up. Darin sind Sie vermutlich gut. Lernen Sie sich als neuen Typ noch besser kennen. Und seien Sie die Erste, die dem heutigen Körper Lust bereitet. Mit reichlich Gleitmittel Ihres Vertrauens.

Der zweite Schritt geht bereits auf ihn zu. Ich frage mich, welche Signale Sie bislang gesendet haben. Haben Sie eher Ihre Schmerzen betont oder wohlig geseufzt, wenn er Ihre Füße massiert hat? Flirten Sie noch mit ihm und ziehen ihn auf, oder ist Ihr Kontakt eher ernst geworden? Machen Sie ihm Komplimente oder anzügliche Bemerkungen, oder war das Terrain dafür zuletzt zu heikel? Es interessiert mich, weil es so viele subtile Formen erotischer Bande zwischen Menschen gibt. Ansprechen könnten Sie das Thema direkt beim Zusammensitzen auf der Couch. Wenn Sie zärtlich sind, aber nicht weitergehen. Oder beim Spazierengehen. Wo Sie sich besonders sicher fühlen. »Sag mal, wie geht es dir mit mir inzwischen? Wie siehst du dich, wie mich in unserer Beziehung? Willst du wissen, wie es mir geht? Ich genieße, wenn wir uns berühren. Ich frage mich, ob du Sex vermisst. Wie ist das für dich? Ich hätte Lust, mich mit dir an das Thema heranzutasten, aber ich habe Angst, dass …« Und schon werden Sie im Gespräch oder zumindest in Kontakt darüber sein.

Der Weg in die neue Paarerotik kann sehr verschieden laufen. Manche Paare schätzen buchstäbliches Herantasten über sanfte Berührungen, Massagen, Begutachtung der Körper, intimen Austausch darüber. Es könnte wichtiger als früher sein, die Bedingungen für Sex sorgfältig zu prüfen und bewusst zu schaffen, zum Beispiel für Entspannung zu sorgen, für die richtige Temperatur und die richtigen Kissen und Decken. Vor allem bei verbleibenden körperlichen Beschwerden macht das besonders Sinn. Sie können lernen, sich miteinander vor- und zurückzubewegen, je nach Verfassung, und die jetzt angenehmsten Praktiken herausfinden. Wie immer bei Entwicklungen wird es so sein, dass manche Dinge nicht mehr passen, manche weiterhin gut sind und andere ganz neu entstehen werden. Manche Paare lieben es, sich gerade nicht auf die Versehrtheit zu fokussieren, sondern sich davon frei zu machen durch eine besondere Inszenierung oder eine rasche, intensiv erregende Begegnung zweier Menschen, die der Krankheit ein Schnippchen schlagen. Noch ist bei Ihnen nicht klar, wer wen verführen wird und wohin. Ihr Mann ist ein Ästhet? Dann wird er sich freuen können, wohl wissend, dass die Schönheit im Auge des Betrachters liegt: Im gezeichneten Körper liegt Würde. Das Geheimnis tieferer Schönheit hat mit Überraschung und Brüchen zu tun. Mit Widersprüchen. Mit einer unbegreiflichen Landschaft.

Darf ich mich als Feministin nach einem konventionellen Leben sehnen?

Die wahre Freiheit müssen wir immer für uns alleine finden.

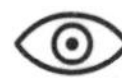

Tinka F., 27 Jahre Ich bin eine verwirrte Feministin oder eine feministische Verwirrte. Erst kam ich als Landei von hinterm Mond in die Großstadt und geriet in die absolute Empowerment-Frauen-WG. Nachdem ich mich für mein Hinterwäldlertum zu Ende geschämt, einige erfahrene Übergriffe endlich als solche wahrgenommen und meinen Jugendmachofreund verlassen hatte, wurde ich eine von ihnen. Dachte ich. Sie hatten ja auch recht, dass sich da noch ganz viel ändern muss. Das sehe ich bis heute so. Auch ich gehe auf Demos, ich wurde wütend, und die Wut hat mir einen Kraftschub gegeben und neue Klarheit darüber, was ich nicht mehr hinnehmen will. Ich lebe komplett selbstbestimmt und habe mich sexuell ausprobiert, und natürlich waren schöne und weniger schöne

Erfahrungen dabei. Ich hatte auch immer wieder was mit Frauen. Viel Party, Alkohol und mehr ist durch mich hindurchgegangen. Neulich wachte ich auf und dachte: Was machst du da eigentlich? Dir lag der Exzess doch noch nie, und war der Sex, den du hattest, eigentlich gut? Möchtest du überhaupt so viel Sex mit so vielen Leuten haben? Mir dämmert, dass ich da ziemlich an mir vorbeigewirtschaftet habe. Peinlicherweise überkommen mich Sehnsüchte nach ruhigem Landleben mit nur einem einzigen Partner, am liebsten für ganz, ganz lange Zeit. Und ich werde die Vermutung nicht los, dass es noch einigen anderen Frauen um mich herum in Wirklichkeit ähnlich geht. Sie überfordern sich mit der Art, wie sie ihre Freiheit leben. Also dachte ich, ich frag mal: Wie geht Feminismus in der Praxis eigentlich richtig?

Sie sind auf jeden Fall viel zu klug, um zu denken, dass ich mich zu dem Größenwahn verführen lassen könnte, Ihre Frage nach dem »richtigen Feminismus« expertinnenhaft zu beantworten oder überhaupt zu beantworten. Es geht für mich auch nicht einfach um Feminismus – was immer genau Sie darunter verstehen mögen -, sondern um die Frage nach einem stimmigen Leben als Frau oder nach einer Entwicklung dahin. Was natürlich stimmt, ist, dass wir dabei um die Frage nach dem Verhältnis der Geschlechter und der zugehörigen Geschichte nicht herumkommen. Das ganze Terrain ist voller Widersprüche. Die dialektische Spannung finde ich aber unheimlich produktiv und menschlich. Wo Freiheit ist, ist auch Unfreiheit.

Gesellschaftspolitisches Engagement braucht natürlich das Kämpferische eindeutiger Positionen, sonst ist es witz- beziehungsweise zahnlos. Bekanntlich kommt jede Befreiungsideologie mit Setzungen daher, wie die Freiheit sein soll, und widerspricht sich damit zumindest in diesem Aspekt selbst. Ideen sollten wir daher nicht mit uns selbst verwechseln. Aus Suchbewegungen in Widersprüchen zu sich selbst hin scheint das halbe Leben zu bestehen.

Wir sind außerdem geschichtliche Wesen. Heute sind wir sowohl von jahrhundertelanger Unterdrückung von Frauen und allen damit einhergehenden kulturellen Setzungen (sei brav, empfange und so weiter) sowie von den Wellen der Frauenbewegung (nimm nicht hin, sage Nein, sage eigenständig Ja und so weiter) geprägt. Diese Einflüsse koexistieren gesellschaftlich, aber auch in uns. Und nun weiß ich nicht, ob ich lachen oder weinen soll, wenn Ihr Thema mich genau an eine siebzigjährige (!) Luise erinnert, die zu mir sagte: »Ich war stärker durch die sex- und frauenfeindlichen Haltungen meiner Herkunftsfamilie geprägt, als mir lieb war, als ich scheinbar voll in der 1968er-Bewegung aufging. Auch in der sogenannten freien Liebe fühlte ich mich so gut wie nie geliebt und gesehen. Es war nicht frei, sondern voller Verletzungen und voller patriarchalischer Gepflogenheiten im Bett und außerhalb davon, ein gigantischer blinder Fleck, aber das durfte ich damals nicht zugeben, weder vor mir selbst noch vor meinen Mitstreiter(innen). Heute wird mir weh ums Herz, wenn ich denke, warum ich mich nicht früher getraut habe zu fragen: Was passt denn zu MIR?«

Was Ihnen eines Morgens offenbar so herrlich klar wurde: Uns behaupten und selbstbestimmt leben heißt doch nicht, dass wir tough Schnaps saufen und uns durch die Gegend vögeln müssen. Wir dürfen natürlich. Ich möchte auch keinen Exzess verteufeln, er kann so schön sein. Wenn er aber zur Attitüde wird, ist er erstens hohl, zweitens eine schlechte Männerparodie statt eigenständige Frauenposition, und drittens enthält er vermutlich etwas Selbstzerstörerisches, was wir doch eigentlich hatten zurückgeben wollen an diejenigen, die uns verletzt haben. Wenn intensives Leben mit Selbstüberforderung und Betäubung verwechselt wird, ist es nicht stimmig.

Jetzt beginnen Sie sich eine Bedürfnisbalance zu erlauben. Diese bleibt ein Balanceakt, ein Pendeln zwischen Werten und Bedürfnissen, die sich im besten Fall ergänzen, im Konfliktfall widersprechen. Bewegungen in der Zeit. Was es heißt, in der Beziehung zu mir selbst und zu anderen gut zu leben, kann sich nur über die Zeit und in Resonanz entfalten. Das ist eine Herausforderung für Wesen jeglichen Geschlechts. Aber wir können es auf die Ebene des Moments herunterbrechen, dann wird es auch wieder einfach: Der Körper gibt uns Feedback. Beim Sex, beim Essen, in Bewegung, in Begegnung. In jedem Moment unseres Lebens. Wenn wir uns darin üben, auf ihn zu hören und seine Signale ernst zu nehmen, haben wir sehr viel zur Verfügung. Dann spüren wir, wenn uns jemand unbehaglich ist. Wenn wir nicht bei uns sind. Wenn wir müde sind. Wann wir Ja und wann wir Nein sagen möchten. Wenn wir uns im Ja oder Nein oder im Gegenüber geirrt haben.

Das Spannende finde ich daher genau die Aufwacherfahrung, die Sie schildern: die Frage, wessen Leben Sie gerade leben und wie es Ihres werden könnte. Wieso können Sie sich nicht erlauben, als vollfeministische monogame Landpomeranze (Pomeranzen haben süß duftende Blüten und bilden leuchtend orange runde Früchte, die aber bitter in der Schale und innen zitronensauer sind – auch ganz schöne Widersprüche! Können Sie gleich im Garten anbauen, ein weiterer Vorteil des Landlebens) mit einem Mann Ihres Vertrauens friedvoll zu leben, so lange wie es auf diese Weise passt? Zur Demo fahren Sie dann in die Großstadt oder gründen eine feministische Ortsgruppe. Eindeutiger wird es vermutlich nicht, aber vielleicht beweglicher.

Mein Freund steht auf Netzstrumpfhosen. Muss ich seinen Fetisch bedienen?

Fetische sind sexuell längst salonfähig. Welche Rolle sie in der Beziehung spielen dürfen ist Ansichts- und Aushandlungssache.

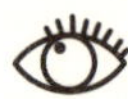

Astrid R., 46 Jahre Mein neuer Partner will, dass ich beim Sex jedes Mal Netzstrumpfhosen trage. Nach ungefähr fünf Monaten Beziehung kam er mit dieser Idee. Eine Zeit lang fand ich das aufregend. Ich habe mit früheren Partnern wenig experimentiert und bin generell neugierig. Ich kann solchen Sachen also durchaus etwas abgewinnen. Aber mittlerweile wird mir das zunehmend unangenehm. Ich habe den Eindruck, dass er mehr mit den Strümpfen als mit mir beschäftigt ist. Ohne sie ist auch kein sexuelles Interesse von ihm da. Das verletzt mich. Ich habe schon angedeutet, dass ich mir da so meine Gedanken mache, da meinte er nur: »Ach, ist doch schön mit den Strümpfen.« Meine Angst ist, dass rauskommen könnte, dass er mich nicht mehr begehrt und daher zusätzliche Reize braucht. Das wäre für unsere noch junge Beziehung furchtbar. Ich suche nach Möglichkeiten, die Situation zu verstehen und mit ihr gut umzugehen.

Aha. Ihr Partner hat Sie also nach einem Vertrauenscheck, vielleicht auch nachdem die natürliche Wollustintensität der ersten Verliebtheit sich ein wenig senkte, mit seinem Fetisch bekannt gemacht. Im Zusammenhang mit Sexualität versteht man unter einem Fetisch ein Objekt, das sexuelle Erregung beziehungsweise eine besondere Erregungsintensität auslöst. Es kann sich um einen Gegenstand, eine bestimmte Oberflächentextur (Fell, Leder, Latex), um einen bestimmten Teil des Körpers oder um eine ganz bestimmte sexuelle Praktik (zum Beispiel Analverkehr) handeln. Gemeinsam ist allen Fetischen, dass sie als »Ding an sich« die Person speziell erregen. Insofern spüren Sie vielleicht korrekt, dass der Netzstrumpf an sich Ihren Partner in erotische Verzückung versetzt und seine sexuelle Aufmerksamkeit nicht durchgängig Ihnen als beinverhülltem Subjekt gilt. Vermutlich liebt er die Haptik, die Optik, vielleicht die Geräusche und durchaus auch den Anblick des Strumpfes in Kombination mit dem Körper seiner Trägerin.

Das sexuelle Spiel mit Fetischen ist heutzutage weit verbreitet und kennt unendlich viele Spielarten. Es ist Ausdruck der großen Variation sexueller Vorlieben. Fetischismus wird in naher Zukunft voraussichtlich nicht mehr als Störung der Sexualpräferenz klassifiziert werden, es sei denn, das Ausleben der Neigung führt zu erheblichem Leidensdruck oder Schädigung von Personen. So weit bewegt sich bei Ihnen beiden prinzipiell alles im Rahmen interessanter sexueller Möglichkeiten. Jetzt kommt das Aber, besser: das Und-zugleich.

Sie sind ein Paar, das, wie jedes andere Paar auch, einen gemeinsamen Nenner zweier verschiedener Menschen in der Sexualität finden muss. Dieser Nenner scheint Ihnen persönlich aktuell auf ein netzstrumpfiges Minimum geschrumpft zu sein. Also ist es richtig und wichtig, diesen Punkt weiterhin zu thematisieren und mit ihm das größere Thema, was wer in der Sexualität sucht.

Gut ist, wenn Sie selbst zuvor Ihre eigene Verletzlichkeit klar erspüren. Ihre Befürchtung, für ihn ohne Netzstrumpfhose sexuell nicht attraktiv zu sein und von ihm nicht begehrt zu werden, ist mit hoher Wahrscheinlichkeit ein Kurzschluss. Von diesem ist es nicht weit zum Vorwurf und weg von jeglichem Spielraum für Verstehen, Akzeptanz und Spiel. Daher ist wichtig, sich vor Augen zu führen: Ihre sexuelle Attraktivität bemisst sich nicht an seiner Bestätigung derselben. Was finden Sie an sich sexy? Bitte beantworten Sie sich diese Frage ernsthaft (und lächelnd). Und wie erleben Sie sich als Paar außerhalb der sexuellen Begegnungen? Warum ist dieser Mann gern mit Ihnen zusammen und umgekehrt? In welchen Momenten fühlen Sie sich geschätzt, geliebt, respektiert? Was verbindet Sie beide exklusiv miteinander? Ihre Verbundenheit wird sich vielfältig ausdrücken. Das sollten Sie gelten lassen und dieses Bewusstsein in das delikate Gespräch über sexuelle Vorlieben und ihre Grenzen mitnehmen. Vom Rahmen her empfehle ich, nicht beiläufig auf das Thema zu kommen, sondern zumindest zu fragen: »Können wir in Ruhe über etwas sprechen? Hast du dafür Kapazität? Das wäre mir wichtig.«

Bei Fetischen ist für das Paar meist die Gretchenfrage die nach der Flexibilität – auf beiden Seiten! Sie selbst haben sich bereits flexibel gezeigt, indem Sie sich auf die Spielart eingelassen haben. Sie möchten sich aber Variationen in der gemeinsamen Sexualität erhalten. Damit fragen Sie nach seiner Flexibilität. Je wohlwollend-neugieriger Sie Ihre Fragen über die Lippen bekommen, desto einfacher für ihn. Fragen Sie: »Die Sache mit den schicken Strümpfen, die magst du besonders, richtig?« »Mmmh.« »Ist das schon immer ein Ding von dir?« »Mmmmh, das find ich schon lange gut. Aber is' ja auch gut, darauf stehen, glaub ich, viele.« »Ja, ich find es auch gut. Ist das so das, worauf du hauptsächlich stehst, also wenn das nicht da ist, ist der Sex dann für dich wesentlich weniger erregend?« Damit fragen Sie, ob er auf diesen Stimulus zwingend angewiesen ist. Und dann wird es spannend. Der Bezug zum Fetisch kann unterschiedlich stark und tief sein. Manchmal ist er vor allem durch Wiederholung und Gewohnheit zum favorisierten erotischen Stimulus geworden. Manchmal ist er sehr, sehr tief mit der Identität der Person und mit biografischen Erfahrungen verbunden. Sexuelles Lernen kann auch bedeuten, dass wir als Kinder und Jugendliche in emotional hoch aufgeladenen Situationen bestimmte Reize besonders intensiv wahrnehmen und sie mit körperlicher und sexueller Erregung verknüpfen. Dann wird diese Verknüpfung eventuell mehr als eine Option. Sie wird zum Anker, zum Trost, zur Brücke, zum Mittel unseres Selbsterhalts. Irgendetwas gefühlt Notwendiges erfüllt dieser erregende Objektbezug dann für uns. Wird diese Verknüpfung dann verstärkt und werden andere außer Acht gelassen, verengt sich das sexuelle Repertoire; der Fetisch wird Bedingung sine qua non der Erregbarkeit.

Zurück zu Ihnen beiden. Sollte Ihr Partner den Netzstrumpf für seine Erregung notwendig brauchen, stehen Sie vor der Frage des Umgangs damit. Die pragmatische Haltung wäre, den Fetisch als unabdingbaren Teil seines Lebens zu akzeptieren. Dann den eigenen Spielraum zu prüfen. Wie oft können oder möchten Sie sich auf die Netzstrumpfhose einlassen? Und wenn, wie möchten Sie es für sich gestalten? Vielleicht kann Ihr Partner etwas hinzufügen, das Sie besonders gernhaben. Was wäre sexuell für beide okay, wenn auch nicht wow? Ein bisschen geht es auch darum, auf längere Sicht die Höhen, Mittelgebirge und Niederungen der Paarsexualität auszuloten. Sollte sich Ihr Partner in seinen sexuellen Präferenzen und Fähigkeiten begrenzter erweisen, als Ihnen lieb ist, würde es auch ein wenig um das Anerkennen dieser Begrenzungen gehen. Vielleicht auch um die Frage, wo Sie sonst noch Ihre sexuellen Bedürfnisse stillen könnten. Vielleicht ließe er sich aber auch auf neue Qualitäten und Experimente ein, die Sie anzetteln. Dann begänne für Sie selbst ein neuer Abschnitt, in dem Sie nicht mehr abwarten würden, was so vom Partner käme, sondern in dem Sie die Führung übernehmen und etwas von Ihrem Wollen ins Spiel bringen könnten. Wollen Sie?

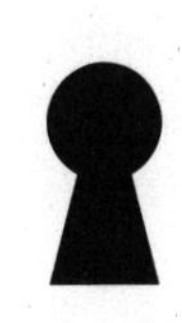

Nachspiel

Danke! Ihr wart großartig.

Wo keine Frage, da kein Nachdenken und keine Antwort. Aus diesem Grund danke ich allen Fragenden für ihren Mut und ihre Neugier. Und Carmen Böker vom ZEIT-ONLINE-Magazin dafür, dass sie mir von Anfang an größtmögliche Freiheit bei gleichzeitig konstruktivster Betreuung gewährte, Nannette Elke von HarperCollins, die dranblieb, um von einem Abendessen in Berlin bis zum fertigen Buch ihr Interesse, ihren professionellen Instinkt und ihre liebevolle Beziehung zu Büchern für dieses Projekt einzusetzen, außerdem Friederike Moldenhauer für ihre klasse Unterstützung im Lektorat. Ein dankbares Winken geht in Richtung New York zu Esther Perel, ihrer erotischen Sprachkraft und ihrem offenen Ohr. So weit zu den Frauen. Dabei dürfen die Sexarbeiter nicht unerwähnt bleiben: Jede einzelne Kolumne wurde von meinen beiden Kritikern Dirk Bechler und Mirko Zwack geprüft, ehe sie mein Postfach gen Berlin verließ. Danke für zahlreiche Ermutigungen, in die Wunden gelegte Finger und aufgespürte blinde Flecken. Das kann ich auch in der Zukunft gebrauchen, in und außerhalb von Texten.